Peter Scheu

Wunde Punkte überwinden

Peter Scheu

Wunde Punkte überwinden

Transfermanagement des Expertenstandards
Dekubitusprophylaxe in der Pflege

Tectum Verlag

Peter Scheu

Wunde Punkte überwinden.
Transfermanagement des Expertenstandards Dekubitusprophylaxe
in der Pflege
ISBN: 978-3-8288-9777-9
Umschlagabbildung @ krockenmitte : www.photocase .de
© Tectum Verlag Marburg, 2008

Besuchen Sie uns im Internet
www.tectum-verlag.de

Bibliografische Informationen der Deutschen Nationalbibliothek
Die Deutsche Nationalbibliothek verzeichnet diese Publikation in der
Deutschen Nationalbibliografie; detaillierte bibliografische Angaben sind
im Internet über http://dnb.ddb.de abrufbar.

INHALTSVERZEICHNIS

Hinweis

Die „Folien zum Lehrervortrag", die „Literaturanalyse der Pflegelehrbücher", die „Datenanalyse der qualitativen Forschung" sowie das „Anschreiben zur schriftlichen Befragung" und den „Fragebogen" finden Sie
im Internet unter www.mutzumhandeln.de.

VERZEICHNIS VON ABBILDUNGEN UND TABELLEN

1 EINLEITUNG

Die Qualitätsentwicklung in der Pflege gewinnt seit Anfang der 90er Jahre des 20. Jahrhunderts auch in Deutschland immer mehr an Bedeutung. Lange Zeit standen die individuellen fachlichen Überzeugungen der Pflegekräfte im Mittelpunkt des Pflegealltags. Um pflegerische Arbeitsschritte zu systematisieren, wurden in den 1980er Jahren Arbeitsrichtlinien (procedures) erarbeitet und eingeführt. Diese Arbeitsrichtlinien, oftmals fälschlicherweise als „Standard" bezeichnet, sollten ein erster Schritt zur Vereinheitlichung pflegerischer Maßnahmen sein und damit zur Qualitätsentwicklung beitragen (vgl. Elsbernd 2005, 67).

Die Weltgesundheitsorganisation (WHO) forderte 1985, mit dem Votum der Bundesregierung, „effektive Verfahren zur Qualitätssicherung in der Patientenversorgung bis 1990 einzuführen" (DNQP 2004, 19). Trotzdem fehlten lange Zeit der Konsens und ein nationales Konzept zur Qualitätsentwicklung im Gesundheitswesen. Mit der Gründung des „Deutschen Netzwerks für Qualitätsentwicklung in der Pflege" (DNQP) 1992 wurde der Grundstein zur nationalen pflegerischen Qualitätsentwicklung gelegt. Die Einführung der „stationsgebundenen Qualitätsentwicklung" (SQE) als anspruchsvolles Qualitätsentwicklungsverfahren war ein erster Schritt zur Qualitätssicherung in der Pflege (vgl. Schiemann, Moers 2004). Der Erfolg dieser Methode beruht insbesondere darauf, dass Praktiker in ihren jeweiligen Arbeitsfeldern an jedem Schritt eines festgelegten Qualitätszyklusses beteiligt sind und Gelegenheit haben, ihre fachlichen, methodischen und persönlichen Kompetenzen einzubringen und weiterzuentwickeln. Von Pflegeteams werden mit Hilfe dieser Methode Praxisstandards entwickelt und umgesetzt. Praxisstandards sind Instrumente mit wissensbasierten Inhalten zur betrieblichen Qualitätsentwicklung (vgl. DNQP 2004, 24).

Ein weiterer Schritt liegt in der Entwicklung von Expertenstandards. Diese gelten auf europäischer Ebene als effektive und hoch priorisierte Instrumente in der Qualitätsentwicklung. Die Beschlüsse der Gesundheitsministerkonferenzen (1996, 1999) messen der Entwicklung von bundesweiten Pflegestandards hohe Priorität bei (vgl. DNQP 2004, 23).

Inzwischen liegen sechs Expertenstandards zu pflegerelevanten Themen vor und finden in Pflegewissenschaft und Pflegepraxis Resonanz und Anerkennung. Der erste nationale Expertenstandard zum Thema „Dekubitusprophylaxe in der Pflege" liegt bereits in der zweiten Auflage vor. Im Rahmen einer Literaturstudie wurde dieser 2004 aktualisiert und soll 2007 überarbeitet werden (vgl. DNQP 2004, 7). Gerade dieses Thema sorgt im Pflegealltag und in der pflegerischen Ausbildung für Diskussionen und gilt als wichtiger Indikator für die pflegerische Qualität einer Einrichtung. Die Implementierung des Standards in unterschiedlichen Einrichtungen der stationären und ambulanten Pflege wurde wissenschaftlich begleitet und ausgewertet (vgl. DNQP 2004, 93 ff.).

In diesem Zusammenhang finden auch die pflegerischen Ausbildungen Beachtung (hier: Gesundheits- und Krankenpflege, Altenpflege). Lange Zeit schien es, als wäre eine Annäherung zwischen den Ansprüchen der Pflegewissenschaft, der pflegerischen Ausbildung und der Realität der Pflegepraxis kaum möglich. Wittneben hat dies in ihren Denk-, Handlungs- und Forschungszonen der Pflegedidaktik als „Krankenpflege-Ausbildungs-Ideologie" („Das haben wir schon immer so gemacht") bezeichnet (vgl. Wittneben 1998,199). Elsbernd stellt fest, dass Pflegende in Deutschland im Rahmen ihrer Ausbildung nicht das Wissen erwerben, das notwendig ist, um pflegerische Handlungen theoretisch zu begründen und abzusichern. Es gelingt auch nicht, im Rahmen der Ausbildung die wissenschaftlichen Erkenntnisse in praktisches Handeln umzusetzen (vgl. Elsbernd 2005, 66). Gerade Expertenstandards, als Instrumente zur Qualitätsentwicklung in der Pflege, könnten mit den wissensbasierten Inhalten auch zur Förderung der Ausbildungsqualität beitragen. Somit würden diese Instrumente zum „Mittler" zwischen der Pflegeforschung, der pflegerischen Bildung und der Pflegepraxis.

Ziel dieser Arbeit ist die Entwicklung eines Konzeptes zum Transfermanagement von Inhalten des nationalen Expertenstandards „Dekubitusprophylaxe in der Pflege" für die pflegerische Ausbildung. Das Konzept soll Lehrkräfte in den pflegerischen Ausbildungen unterstützen, mit Hilfe von exemplarischen Beispielen die wissensbasierten Inhalte des Expertenstandards im Unterricht optimal umzusetzen. Zum Wissens-

transfer und zur Förderung von Kompetenzen im Sinne von Schlüsselqualifikationen werden schülerorientierte Lernmethoden vorgestellt und
anwendungsbezogen in das Konzept integriert. Nach Oelke eignet sich
neben dem handlungsorientierten und erfahrungsbezogenen Unterricht
auch das problemorientierte Lernen (vgl. Oelke 2002). Neben einer Zuordnung zu den Berufsgesetzen (Krankenpflegegesetz, Altenpflegegesetz) muss das Konzept in die überwiegend lernfeldorientierten Curricula der pflegerischen Ausbildungen integriert werden. Eine Literaturrecherche hat gezeigt, dass es in Deutschland noch keine geeigneten, wissenschaftlich fundierten Konzepte oder pädagogisch-didaktische Methoden zur Umsetzung von Expertenstandards gibt.

Für die Entwicklung des Konzeptes ist es von Bedeutung zu wissen, ob
und inwieweit die angeschlossenen Bildungseinrichtungen der Kooperationspartner des Implementierungsprojekts daran beteiligt waren. Im
Rahmen der Literaturrecherche wurden keine Hinweise darauf gefunden. Dies soll mit Hilfe einer empirischen Untersuchung analysiert werden. Ziel ist es, verschiedene Ausprägungen von Expertenwissen in den
Bildungseinrichtungen der pflegerischen Ausbildungen zu erheben und
zu vergleichen. Diese Erfahrungen und Erkenntnisse können dann im
Entwicklungsprozess des Konzeptes berücksichtigt werden (z. B. Anzahl
der Unterrichtsstunden, curriculare Einbindung, Lernziele, Inhalte, Unterstützung des Theorie-Praxis-Transfers, Beteiligung der Bildungseinrichtungen am Implementierungsprojekt).

Zu den Themenschwerpunkten der Arbeit wurde eine Literaturreche-
che durchgeführt. Die Suche erfolgte in den Datenbanken MEDLINE,
CARELIT und MEDPILOT, in der Fachliteratur, in Fachzeitschriften und
im Internet. Die Suche mit den Stichworten „Dekubitus" und „Dekubitusprophylaxe" ist sehr ergiebig und bietet eine Vielzahl von Ergebnissen. Auch der nationale Expertenstandard „Dekubitusprophylaxe in der
Pflege" bietet ein umfassendes Literaturverzeichnis an (vgl. DNQP 2004,
62 ff.). Wird die Stichwortsuche weiter eingegrenzt mit „Expertenstandard" und „Dekubitusprophylaxe", finden sich weiterhin zahlreiche Li-
teraturhinweise zu unterschiedlichen Themenschwerpunkten (z. B. Einführung von Standards in die Praxis, Anforderungen zur Implementie-

rung). Eine weitere Suche mit den Stichworten „Pflege", „Bildung", „Ausbildung" in Kombination mit „Expertenstandard", aber auch „Pflegequalität" oder „Qualitätsentwicklung" zeigt keine Ergebnisse auf. Die englischsprachige Literaturrecherche brachte für diese Arbeit wenig verwertbare Ergebnisse. Dabei standen die Suchbegriffe „Standards of Care", „RCN", „Nursing Quality Assurance", aber auch „Nurse Education" im Mittelpunkt der Suche.

Im Rahmen der Literaturrecherche zum „Transfermanagement" sowie „Transfermanagement in der Pflege" wurden vielfältige Veröffentlichungen in der Literatur, aber auch im Internet gefunden (vgl. Görres u. a. 2002). Auch zu den schülerorientierten Methoden des handlungsorientierten und erfahrungsorientierten Unterrichts sowie zum problemorientierten Lernen gibt es breite wissenschaftlich fundierte Grundlagen in der pädagogischen Fachliteratur. Dies gilt auch zum Transfer der Methoden von der allgemeinen auf die pflegerische Bildung (vgl. u. a. Oelke, Scheller, Ruwe 2000).

Zusammen mit den theoretischen Erkenntnissen aus der aktuellen Literatur und den Ergebnissen aus der Forschungsuntersuchung soll das Konzept zum Transfermanagement der Inhalte des nationalen Expertenstandards „Dekubitusprophylaxe in der Pflege" einen wichtigen Beitrag zur pflegerischen Qualitätsentwicklung leisten. Durch wissensbasierte Inhalte muss bereits in der pflegerischen Ausbildung ein wesentlicher Grundstein dafür gelegt werden, dass pflegerische Qualität im lebenslangen Lernprozess weiterentwickelt werden kann. Das Thema Dekubitusprophylaxe, als „Herzstück" pflegerischer Tätigkeit, scheint dafür besonders geeignet zu sein (vgl. DNQP 2004, 36).

Der Autor verwendet zur Vereinheitlichung der Pflegefachsprache Bezeichnungen und Begriffe aus dem Expertenstandard. Die „Dekubitusprophylaxe" steht als zentraler Begriff für die Vermeidung eines Druckgeschwürs. Neben dem Begriff „Druckgeschwür", als Resultat nicht erfolgreicher dekubitusprophylaktischer Maßnahmen, wird auch die Bezeichnung „Dekubitus", „Dekubitalulcus"/"Dekubitalulcera" sowie das „Wundliegen" verwendet (vgl. DNQP 2004, 35). Wie im Expertenstandard werden alle Mitglieder der verschiedenen Pflegeberufe als

Pflegefachkräfte bezeichnet, die druckgefährdeten Personen als Patienten/Betroffene. Die Auszubildenden in den pflegerischen Berufen werden als Lernende bzw. Schülerinnen/Schüler bezeichnet. Für Lehrerinnen und Lehrer für Pflegeberufe bzw. Pflegepädagoginnen und Pflegepädagogen werden die Begriffe „Lehrkräfte" bzw. „Lehrende" verwendet. Diese Begriffe schließen beide Geschlechter gleichberechtigt mit ein. Sollte es notwendig sein, werden bei Berufsbezeichnungen sowie bei Patienten/Betroffenen jeweils beide Geschlechter genannt.

Im folgenden Kapitel soll zunächst auf die Bedeutung der Dekubitusprophylaxe in der Pflege und in der pflegerischen Ausbildung eingegangen werden. Im Mittelpunkt steht auch die Bedeutung des nationalen Expertenstandards „Dekubitusprophylaxe in der Pflege". Im Bereich der pflegerischen Ausbildung liegt ein weiterer Schwerpunkt auf den Inhalten aus aktuellen Pflegelehrbüchern zum Thema „Dekubitusprophylaxe". Dazu werden die Inhalte in einer Übersicht dargestellt, um diese im Rahmen einer Sekundäranalyse mit den wissensbasierten Inhalten des Expertenstandards „Dekubitusprophylaxe in der Pflege" abzugleichen. Ziel der Sekundäranalyse von Pflegelehrbüchern ist es, einen Überblick zu bekommen über den aktuellen Stand zum Thema Dekubitusprophylaxe in der pflegerischen Fachliteratur der Gesundheits- und Krankenpflege und der Altenpflege. Abschließend wird das Thema „Dekubitusprophylaxe in der Pflege" auf der Basis des nationalen Expertenstandards in die gesetzlichen und curricularen Strukturen der pflegerischen Ausbildungen integriert.

Im dritten Kapitel sollen Möglichkeiten des Transfermanagements in der pflegerischen Bildung aufgezeigt werden. Dazu werden in einem ersten Schritt die Grundlagen und die Chancen schülerorientierten Unterrichts sowie geeignete pädagogisch-didaktischen Methoden vorgestellt. In einem zweiten Schritt soll, neben den Grundlagen zum Transfermanagement, ein Modell für das Konzept zum Wissenstransfer der komplexen Inhalte aus dem Expertenstandard „Dekubitusprophylaxe in der Pflege" für die pflegerische Ausbildung entwickelt werden.

Im vierten Kapitel wird die empirische Untersuchung zum Thema „Dekubitusprophylaxe in der pflegerischen Ausbildung" beschrieben. Dazu wird das Forschungsdesign mit den Forschungsfragen vorgestellt sowie die Instrumente zur Datenerhebung und zur Datenanalyse. Die Datenerhebung zur qualitativen Forschungsuntersuchung erfolgte durch eine Befragung mit schriftlichem Fragebogen. Die Datenanalyse wurde mit Hilfe der Textsortiertechnik (TST) durchgeführt (vgl. Beywl u. a. 2000, 62 f.).

Die Ergebnisdarstellung aus der schriftlichen Befragung erfolgt im fünften Kapitel. Auf der Basis der Ergebnisse der qualitativen Untersuchung und den theoretischen Erkenntnissen aus der Literaturanalyse wird im sechsten Kapitel das Konzept zum Transfermanagement des nationalen Expertenstandards „Dekubitusprophylaxe in der Pflege" für die pflegerische Ausbildung entwickelt. Den Anfang des Konzeptes bilden die Präambel des nationalen Expertenstandards „Dekubitusprophylaxe in der Pflege" und die Standardaussage mit Begründung. Danach werden die sieben Kriterienebenen an Hand von exemplarischen Inhalten im Konzept zum Transfermanagement für die pflegerischen Ausbildungen umgesetzt.

Den Abschluss bildet die kritische Betrachtung des Konzeptes. Neben einer Einschätzung und Empfehlungen soll auch auf weiteren Forschungsbedarf hingewiesen werden.

2 DEKUBITUSPROPHYLAXE IN DER PFLEGE

2.1 Dekubitusprophylaxe in der Pflege – Indikator für pflegerische Qualität

Im nationalen Expertenstandard „Dekubitusprophylaxe in der Pflege" wird die Dekubitusprophylaxe als originäres Betätigungsfeld der Pflege bezeichnet. Im Bereich der Dekubitusprophylaxe können Pflegefachkräfte weitgehend eigenständig agieren und müssen damit auch die Verantwortung für ihr Handeln und die Ergebnisse übernehmen. Im Mittelpunkt der Prophylaxe stehen sowohl die Maßnahmen zum Erkennen und zur Einschätzung des Dekubitusrisikos als auch die Maßnahmen zur Verhütung eines Druckgeschwürs (vgl. DNQP 2004, 36). Schon 1860 schreibt Florence Nightingale in den „Notes of Nursing": *„If a patient (...) has a bed-sore, it is generally the fault not of the disease, but of the nursing"* *(Nightingale 1969, 8)*. Da nach DNQP der Entstehung eines Dekubitus in der Regel entgegengewirkt werden kann, formuliert auch die Expertengruppe als zentrales Ziel die *„Verhinderung eines Dekubitus" (DNQP 2004, 37)*. In Deutschland liegen im Vergleich zum internationalen Ausland nur wenige Zahlen zum Vorkommen (Prävalenz) von Dekubitalulcera vor. Deshalb soll an dieser Stelle auf die gesundheitsökonomische Relevanz nicht weiter eingegangen werden. Ergänzend wird das Thema mit aktuellen Zahlen zur Dekubitusprävalenz in einem folienunterstützten Lehrervortrag zusammengefasst[1].

Die Effektivität der Dekubitusprophylaxe gilt in der Pflegepraxis als inoffizieller Gradmesser für die pflegerische Qualität. Schon 1991 wurde in Großbritannien offiziell angeregt, die Dekubitusinzidenz als Indikator für die Pflegequalität einer Einrichtung zu verwenden. Auf der Basis pflegewissenschaftlicher Aktivitäten entstanden in den Niederlanden (1985), in den USA (1992) und seit Ende der 1990er Jahre in Europa Leitlinien zur Dekubitusprophylaxe. Studien aus den USA belegen die positiven Auswirkungen der Leitlinie auf die Dekubitusinzidenz. Neben einer Kostenreduktion stehen die Lebensqualität, die Selbständigkeit und die Unabhängigkeit von Betroffenen im Mittelpunkt, falls es gelingt, ei-

---

1 Download "Folien zum Lehrervortrag" - www.mutzumhandeln.de

nen Dekubitus zu vermeiden (vgl. DNQP 2004, 36). Außer in der Medizin gewinnen Qualitätsindikatoren auch in der Pflege immer mehr an Bedeutung. *„Qualitätsindikatoren sind spezifische und messbare Elemente der Versorgung, die zur Bewertung von Qualität verwendet werden können"* *(Schneider u. a. 2003 in Anlehnung an Marshall u. a. 2002).* Bei einem Indikator handelt es sich damit, um eine direkt messbare Größe, d. h. es wird eine Verbindung zwischen einem theoretischen Konstrukt (z. B. „kein Dekubitus") und empirischen Daten hergestellt (z. B. Datenerhebung zur Dekubitusinzidenz) (vgl. Endruweit u. a. 1989 in Blumenstock 1996, 33). Die Gesamtorganisation für die Entwicklung von Indikatoren liegt auf nationaler Ebene bei der Bundesgeschäftsstelle Qualitätssicherung gGmbH (BQS) (vgl. www.bqs-online.de. Datum: 27.05.2006).

Von zentraler Bedeutung bei der Vermeidung eines Dekubitus ist die intakte Haut von Patienten/Betroffenen als eindeutig beschreibbare Messgröße. Im Gegensatz dazu kann ein Dekubitalulcus von Pflegefachkräften sofort identifiziert werden, da mit Beginn des ersten Schweregrades die Haut sichtbar nicht mehr intakt ist. Die Schädigung lässt sich objektiv beschreiben und dokumentieren und ist messbar. Zudem lässt sich der Schweregrad der entstandenen Gewebsschädigung beschreiben und dokumentieren, da je nach Stadium aufwändige und kostenintensive Maßnahmen eingeleitet werden müssen. Für Pflegefachkräfte bietet die Messbarkeit zum einen die Möglichkeit Erfolge sichtbar zu machen, zum anderen lassen sich auch Misserfolge und Pflegefehler messen und beschreiben. Die Expertengruppe formuliert in der Standardaussage, dass die Entstehung von Dekubitalulcera auf ein Minimum zu reduzieren ist. Zudem werden Beispiele für mögliche Personengruppen benannt, bei denen ein Dekubitalulcus nicht immer vermeidbar ist. Die Ergebnisse aus den Erfahrungen bei der Implementierung des Expertenstandards zeigen, *„dass mit der Wahl geeigneter Konzepte und Instrumente die vielfach restriktiven Rahmenbedingungen der Pflege gemeistert werden können"* *(DNQP 2004, 9).* Gerade in Zeiten der knappen Ressourcen an Personal, Geld und Zeit gewinnen Instrumente wie der Expertenstandard im Rahmen der pflegerischen Qualitätsentwicklung in allen Bereichen der Pflege immer mehr an Bedeutung. Ziel ist es, das Qualitätsniveau in allen pflegerischen Bereichen gleichermaßen zu erhöhen.

Der Expertenstandard „Dekubitusprophylaxe in der Pflege" richtet sich an Pflegefachkräfte aus allen Bereichen pflegerischer Arbeit und beschreibt den Beitrag der Pflege zur Verhinderung eines Dekubitus. Die Inhalte basieren auf einer umfassenden Literaturanalyse der nationalen und internationalen Fachliteratur (vgl. DNQP 2004, 37 f.). Die Expertengruppe setzt also Wissen bei den Pflegefachkräften voraus, bietet jedoch gleichzeitig evidenz-basierte Inhalte an. Ziel ist es, den Standard in den Einrichtungen der stationären und ambulanten Pflege zur implementieren, auf der Basis der impliziten, allgemeinen Qualitätsziele und -kriterien. Der Expertenstandard bietet auch wertvolle Anhaltspunkte für den Aufbau einer geeigneten Infrastruktur für die kontinuierliche Qualitätsentwicklung in der Pflege. Die Managementebene einer Einrichtung trägt die Verantwortung für die Bereitstellung von Wissen, von Hilfsmitteln und Materialien sowie der personellen, finanziellen und zeitlichen Ressourcen. Pflegefachkräfte tragen die Verantwortung für den Erwerb von Wissen und die nachhaltige Umsetzung des Standards im pflegerischen Alltag.

Der Wissenserwerb zum Thema Dekubitusprophylaxe beginnt bereits in der pflegerischen Ausbildung. Dort wird überwiegend im ersten Ausbildungsjahr das Thema unterrichtet. Der Fort- und Weiterbildungsbedarf von Pflegefachkräften zu einzelnen Themenbereichen scheint jedoch sehr hoch. Im Audit des Expertenstandards geben 44 % der Mitarbeiter/innen an, in den letzten 24 Monaten eine Fortbildungsmaßnahme zum Thema „Dekubitusprophylaxe" besucht zu haben. Von den Befragten gaben 45 % weiteren Fortbildungsbedarf an. Der höchste Bedarf an Fortbildung besteht zu „Mobilisierungstechniken" (68,4 %) und zum Thema „Beratung/Anleitung von Patienten/Betroffenen zur Bewegungsförderung" (55,7 %). Als weiteres Thema wurde die „Auswahl geeigneter Hilfsmittel" (44,3 %) genannt, sowie die „Anwendung einer Risikoskala" (34.8 %). In diesem Zusammenhang steht auch der Bedarf an Schulungen bezüglich der „Identifizierung von Risikofaktoren" (34,3 %). Der Fortbildungsbedarf zur „Dekubitusentstehung" liegt bei ca. 30 % relativ hoch, zumal dies ein Standardthema von Aus- und Fortbildungen ist (vgl. DNQP 2004, 118–122).

Sieht man sich zum einen die Zahlen zur Dekubitusprävalenz und die gesundheitsökonomischen Folgen eines Dekubitalulcus an, zum anderen den Fortbildungsbedarf von Pflegefachkräften, stellt sich zu Recht die Frage, ob Lernende in den pflegerischen Ausbildungen befähigt werden, komplexe Situationen im Pflegealltag zu bewältigen. Dazu soll nun das Thema Dekubitusprophylaxe in der pflegerischen Ausbildung genauer betrachtet werden.

2.2 Dekubitusprophylaxe in der pflegerischen Ausbildung

Seit Florence Nightingale haben sich auch in Deutschland unzählige Autoren mit dem Thema „Dekubitusprophylaxe in der Pflege" auseinandergesetzt. So unterschiedlich wie die Autoren, so verschieden sind die Herangehensweise an das Thema, aber auch die Schwerpunkte und die Bearbeitung bezüglich der Inhalte. Je nach Bildungseinrichtung entscheiden das schulspezifische Curriculum und die jeweilige Lehrkraft über den zeitlichen Rahmen für das Thema Dekubitusprophylaxe sowie über die inhaltlichen Schwerpunkte. Ob der hohe Schulungsbedarf von Pflegefachkräften zum Thema „Dekubitusprophylaxe in der Pflege" damit in Zusammenhang steht, muss in weiteren Untersuchungen erforscht werden (vgl. DNQP 2004, 118–122).

Eine Analyse von Pflegelehrbüchern kann einen Überblick geben über die Aktualität und die Inhalte zum Thema Dekubitusprophylaxe. Die Fachbücher werden von den Lehrkräften zur Unterrichtsvorbereitung genutzt und dienen den Lernenden, aber auch den Pflegefachkräften in der Praxis als Basisliteratur. Deshalb sollen die Inhalte zum Thema Dekubitusprophylaxe aus ausgewählten Lehrbüchern mit Hilfe einer Sekundäranalyse betrachtet werden.

Sekundäranalyse in der empirischen Sozialforschung bedeutet, dass Material, das durch eine Primärerhebung gewonnen wurde, unabhängig von dem ursprünglichen Zweck und dem Bezugsrahmen als Datensammlung erneut ausgewertet wird. Im wissenschaftlichen Sinne handelt es sich bei der Analyse der Pflegelehrbücher nicht um Daten aus einer Primärerhebung, sondern um pflegerelevante Basisliteratur mit wenig evidenz-basierten Erkenntnissen. Dennoch können die Inhalte aus Pflegelehrbüchern als Primärdaten bezeichnet werden, da diese aus unterschiedlichen Quellen stammen und weitgehend auf Erfahrungswissen und Literaturrecherche der jeweiligen Autoren beruhen. Friedrichs nennt zahlreiche Möglichkeiten, die Sekundäranalyse methodologisch und methodisch zu nutzen. Er beschreibt in seinen Ausführungen die Verwendung von Sekundäranalysen in der Lehre, zur kritischen Analyse von Forschungen oder um eigene Forschungen ohne den Aufwand eigener Erhebung zu ermöglichen (vgl. Friedrichs 1990, 355). Daneben verweist Friedrichs auf die Möglichkeit zur Analyse klassischer Studien, aber auch von Lernprogrammen. Im Rahmen dieser Arbeit werden Texte aus Pflegelehrbüchern kritisch betrachtet. Friedrichs beschreibt den groben Phasenablauf einer Sekundäranalyse, wobei der Ablauf immer von den auftretenden Problemen abhängig ist. In der ersten Phase geht es um die Problemformulierung als theoretischem Bezugsrahmen zur Analyse. Dadurch gewinnt der Forscher u. a. Kriterien für die Art der Daten. In der nächsten Phase geht es darum, geeignetes Datenmaterial zu finden. In der dritten Phase geht es um die Analyse des ausgewählten Materials, wobei die Zielformulierung im Rahmen der Analyse oftmals modifiziert werden muss (vgl. Friedrichs 1990, 353–365).

Ziel der Sekundäranalyse von Pflegelehrbüchern ist es, einen Überblick zu bekommen über den aktuellen Stand zum Thema Dekubitusprophylaxe in der pflegerischen Fachliteratur der Gesundheits- und Krankenpflege und der Altenpflege. Bei der Auswahl wurde auf die Aktualität der Auflage des entsprechenden Buches geachtet. Im August 2000 erschien die erste Auflage des nationalen Expertenstandards „Dekubitusprophylaxe in der Pflege". Deshalb sollen in der Regel die Auflagen der Lehrbücher nach 2001 berücksichtigt werden. Im Rahmen der Analyse soll auch geklärt werden, ob und wie der nationale Expertenstandard „Dekubitusprophylaxe in der Pflege" in die aktuelle Fachliteratur integriert wurde. Aus der Gesundheits- und Krankenpflege wurde neben „Thiemes Pflege. Professionalität erleben" (Kellnhauser u. a. 2004) und „Pflege heute" (Menche u. a. 2004) auch das Lehrbuch „Professionelle Pflege 2" (Arets u. a. 1999) mit in die Analyse einbezogen. Allerdings ist die letzte Auflage dieses Buches bereits 1999 erschienen. Als weiteres

Lehrbuch aus der Gesundheits- und Krankenpflege sollten daraus jedoch weitere Informationen zum Thema gewonnen werden. Für die Altenpflege wurden die Lehrbücher „Thiemes Altenpflege" (Köther u. a. 2005) sowie „Die Pflege des Menschen im Alter" (Seel u. a. 2005) zur Analyse herangezogen.

Die Inhalte konnten bei der Analyse typischen Kategorien zugeordnet werden[2]. Schwerpunkt war zunächst die Gliederung des Themas durch den jeweiligen Autor. Danach wurden die Inhalte genauer betrachtet bezüglich der Definition „Dekubitus" und „Dekubitusprophylaxe", den Ursachen eines Dekubitus, den gefährdeten Körperstellen, der Gradeinteilung eines Dekubitus, den Risikofaktoren und der Risikoeinschätzung sowie der Pflegemaßnahmen zur Dekubitusprophylaxe. Auf der Grundlage dieser inhaltlichen Schwerpunkte sind die Beiträge zum Thema in den meisten Lehrbüchern gegliedert, wobei es bei der Reihenfolge und Gewichtung der Inhalte durchaus Unterschiede gibt. Es scheint, dass viele Beiträge auf einer Sammlung von Erfahrungswissen basieren. Es fehlen weitgehend die Quellenangaben im Text und Verweise zu wissenschaftlicher Literatur. Beim Lehrbuch „Professionelle Pflege 2" (Arets u. a. 1999) wurde das Thema nicht nach den klassischen Schwerpunkten bearbeitet. Es scheint, als hätten die Autoren bereits nach wissensbasierten Inhalten recherchiert und diese mit in den Beitrag aufgenommen. Von den Autoren wurde die Prävention eines Dekubitus als übergeordnetes Ziel formuliert und dem Verantwortungsbereich von Pflegenden zugeordnet. Pflegende müssen deshalb interne und externe Ursachen für die Entstehung eines Dekubitus kennen sowie die Risikofaktoren einschätzen können und entsprechende Maßnahmen zur Vermeidung eines Dekubitus einleiten. Mit „Tips" und „Fallstricken" regen die Autoren die Leser zum Nachdenken an und beschreiben entsprechende Schwerpunkte. Bei den Skalen zur Risikoeinschätzung wurde angemerkt, dass die Tauglichkeit wissenschaftlich überprüft sein muss. In einer Abbildung findet man die Norton-Skala, wobei eine Erklärung zum Umgang mit der Skala fehlt.

---

[2] Download "Literaturanalyse der Pflegelehrbücher" - www.mutzumhandeln.de

In fast allen Büchern wird zu Beginn des Kapitels „Dekubitusprophyla-xe" der Begriff „Dekubitus" definiert, wobei nur teilweise ergänzt wird, dass ein Dekubitus durch pflegerische Maßnahmen zu vermeiden ist („Dekubitusprophylaxe"). Als Quellen für die Definition ist in „Thiemes Pflege" das Robert-Koch-Institut (2002) angegeben, bei „Thiemes Alten-pflege" das DNQP. In diesem Zusammenhang sollte noch angemerkt werden, dass im Lehrbuch „Die Pflege des Menschen im Alter" (Seel u. a. 2005) auf fast 30 Seiten zum jahrzehntelangen Erfahrungswissen auch Ergänzungen aus dem Expertenstandard aufgenommen wurden. So erscheinen beispielsweise bei der Definition „Dekubitus" Begriffe wie „Sichdurchliegen" und „Sichwundliegen", neben der Definition aus dem nationalen Expertenstandard „Dekubitusprophylaxe in der Pflege". Al-lerdings fehlen im Text meist entsprechende Quellenangaben. Einigkeit herrscht bei den Ursachen „Druck mal Zeit" zur Entstehung eines Deku-bitus. Dabei wird teilweise der pathophysiologische Entstehungsmecha-nismus detailliert beschrieben und in Abbildungen dargestellt. Neben den gefährdeten Körperstellen finden sich in fast allen Büchern Angaben über die Gradeinteilung eines Dekubitus. Einigkeit herrscht auch über die gefährdeten Körperstellen und darüber, dass vier Schweregrade un-terschieden werden. Nur die Autoren in „Pflege heute" (Menche u. a. 2004) nennen eine Quellenangabe. Sie beziehen sich auf die vierstufige Klassifikation nach J. D. Shea. Diese findet man auch auf einem Erhe-bungsbogen im Audit des Expertenstandards „Dekubitusprophylaxe" (DNQP 2004, 94). In den meisten Büchern wird beim Dekubitus ersten Grades der „Fingertest" erklärt. Erhebliche Unterschiede finden sich beim Umgang mit den Risikoskalen zur Einschätzung des Dekubitusri-sikos und den Risikofaktoren. Zum Teil wird auf die wissenschaftlichen Grundlagen aus dem Expertenstandard verwiesen. Allerdings bleiben viele Fragen offen, so dass hier meines Erachtens enormer Klärungs- und Schulungsbedarf besteht. Der Umgang mit den Risikoskalen wird nicht einheitlich und oft nicht nachvollziehbar beschrieben. Skalen sind abge-druckt; die Informationen über Ziele und Zweck, zum Umgang mit den Risikoskalen sowie über den Gefährdungsgrad bzw. den Umgang mit dem „Cut-off Punkt" könnten mit den Erkenntnissen aus dem Experten-standard ergänzt werden.

Im Lehrbuch „Die Pflege des alten Menschen" (Seel u. a. 2005) werden Erkenntnisse aus dem Expertenstandard einbezogen. Die Autorinnen erwähnen jedoch nicht, dass die Risikoeinschätzung durch Pflegefachkräfte erfolgen muss. Daneben sind Standardkarten zur Dekubitusprophylaxe abgedruckt, ohne auf die Definition und die Ziele von Standards im Gegensatz zu Handlungsrichtlinien einzugehen. Auch bei den Pflegemaßnahmen scheint es, dass diese zum einen auf jahrzehntelangem Erfahrungswissen basieren, zum anderen jedoch auch auf wissensbasierten Inhalten. Allerdings findet man auch hier kaum Quellenangaben im Text. In allen Lehrbüchern werden auch Rituale beschrieben, die im Zusammenhang mit der Dekubitusprophylaxe keine Anwendung mehr finden sollten. Im Lehrbuch „Pflege heute (Menche u. a. 2004) wurde gleich zu Beginn der Expertenstandard erwähnt, ebenso im Zusammenhang mit den Risiko-Skalen. In „Thiemes Altenpflege" (Köther u. a. 2005) wurde das Thema auf der Basis des nationalen Expertenstandards „Dekubitusprophylaxe in der Pflege" bearbeitet. Neben der Präambel sind die Kriterienebenen aus dem Expertenstandard abgedruckt.

Die Analyse der Lehrbücher hat gezeigt, dass für sie der nationale Expertenstandard „Dekubitusprophylaxe in der Pflege", bis auf die Inhalte im Lehrbuch „Thiemes Altenpflege" (Köther u. a. 2005), eine untergeordnete Rolle spielt. Warum die Verlage die pflegewissenschaftlichen Erkenntnisse aus dem Expertenstandard bisher nur punktuell in die Lehrbücher integriert haben, kann im Rahmen dieser Untersuchung nicht festgestellt werden. Da jedoch zum Wissenserwerb solides Wissen notwendig ist, welches danach auch in die Praxis transferiert werden kann, müssen die Lehrkräfte an Bildungseinrichtungen dieses Wissen einfordern (vgl. Fichten 2004, 498–518). Die Instrumente dazu sind vorhanden.

Bedeutung des Expertenstandards in der pflegerischen Ausbildung

- Der Expertenstandard ist ein Instrument zur wissensbasierten Problemlösung. Neben den Lehrbüchern gehört dieses Instrument mit den wissensbasierten Inhalten zur Basisliteratur für die Lehrkräfte in jeder pflegerischen Ausbildung;

- Die Evidenzstufen der wissensbasierten Inhalte sind nachvollziehbar für Lehrkräfte und Auszubildende (mit der Unterstützung durch die Lehrkräfte im Unterricht);
- Die Relevanz sowie die Grenzen pflegewissenschaftlicher Forschung ist praxisnah, meist verständlich und anwendungsorientiert beschrieben;
- In der pflegerischen Ausbildung werden mit Hilfe des Expertenstandards Grundlagen zur Qualitätsentwicklung in der Pflege gelegt;
- Eine Verzahnung der pflegerischen Ausbildung und der betrieblichen Fort- und Weiterbildung auf der Grundlage des Expertenstandards als wichtiger Schritt zum lebenslangen Lernen.

Lehrkräfte in der pflegerischen Ausbildung müssen die Verantwortung dafür übernehmen, dass sie Expertenstandards auch in der pflegerischen Ausbildung gezielt einsetzen und das evidenz-basierte Wissen nutzen, um die Ausbildungsqualität zu erhöhen. In der Auseinandersetzung mit dem Instrument Expertenstandard lernen die Schülerinnen und Schüler schon während der Ausbildung die Qualität in der Pflege mit zu entwickeln. Die gesetzlichen und curricularen Strukturen dazu sind vorhanden. Die Inhalte des nationalen Expertenstandards „Dekubitusprophylaxe in der Pflege" werden im nächsten Kapitel diesen Strukturen zugeordnet.

2.3 Dekubitusprophylaxe in der pflegerischen Ausbildung – gesetzliche Grundlagen und curriculare Einbindung

Damit ein Konzept zum Wissenstransfer in den pflegerischen Ausbildungen umgesetzt werden kann, müssen die wissensbasierten Inhalte in die gesetzlichen und curricularen Strukturen der jeweiligen Ausbildungen integriert werden können. Gesetzliche Grundlagen für die Ausbildungen in der Altenpflege und in der Gesundheits- und Krankenpflege sind die jeweiligen Berufsgesetze und die dazu gehörigen Ausbildungs- und Prüfungsverordnungen. Das Gesetz über die Berufe in der Altenpflege (Altenpflegegesetz – AltPflG) sowie die Ausbildungs- und Prüfungsordnung für den Beruf der Altenpflegerin und des Altenpflegers (AltPflAPrV) ist im August 2003 in Kraft getreten. Das Gesetz über die

Berufe in der Krankenpflege (Krankenpflegegesetz – KrPflG) sowie die Ausbildungs- und Prüfungsverordnung in der Krankenpflege (KrPflAPrV) wurde zum 1.1.2004 in Kraft gesetzt.

Beispiel: Altenpflegeausbildung

Die theoretischen Inhalte werden in der Ausbildungs- und Prüfungsordnung für den Beruf der Altenpflegerin und des Altenpflegers vier Lernfeldern zugeordnet (vgl. http://www. bmfsfj.de/: Datum: 30.05.2006). Von Bedeutung für das Thema Dekubitusprophylaxe ist das erste Lernfeld „Aufgaben und Konzepte in der Altenpflege". Das Lernfeld untergliedert sich in fünf Teilbereiche (1.1–1.5). Das Kuratorium Deutsche Altershilfe hat zur Bundeseinheitlichen Altenpflegeausbildung „Materialien für die Umsetzung der Stundentafel" herausgegeben (Kuratorium Deutsche Altershilfe, 2002). Die Dekubitusprophylaxe wird darin unter dem Lernfeld 1.3 „Alte Menschen personen- und situationsbezogen pflegen", dem AEDL „sich bewegen" zugeordnet (Aktivitäten und existenzielle Erfahrungen des Lebens aus dem Strukturmodell der fördernden Prozesspflege nach Monika Krohwinkel) (vgl. Krohwinkel 1998, 134–154). Eine weitere Zuordnung erfolgt im Zusammenhang mit dem Lernfeld 1.1 „Theoretische Grundlagen in das altenpflegerische Handeln einbeziehen". Dort wird im Rahmen des Themas „Pflegeforschung und Umsetzung von Forschungsergebnissen" zum einen der „nationale Expertenstandard Dekubitusprophylaxe" als Beispiel für „innovative Entwicklungen in der Pflegeforschung" aufgeführt, zum anderen die Dekubitusprophylaxe als Beispiel für die Anwendung von Forschungsergebnissen in der Pflegepraxis genannt (vgl. Kuratorium Deutsche Altershilfe 2002, 49).

Beispiel: Altenpflegeausbildung/Ausbildung in der Gesundheits- und Krankenpflege

Wolfgang Becker (2006) möchte für die Ausbildungen in den Pflegeberufen „Weichen stellen für die Zukunft in Theorie und Praxis". Dabei nutzt er den Gestaltungsspielraum des Krankenpflegegesetzes und des Altenpflegegesetzes sowie die dazugehörigen Ausbildungs- und Prüfungsordnungen für eine weitgehende Annäherung der beiden Ausbildungen an die Standards der betrieblichen („dualen") Berufsausbildung nach dem Bundesbildungsgesetz. Verantwortliche Aufsichtsbehörde ist das

Bundesinstitut für Berufsbildung (BIBB) (vgl. www.bipp.de/de/. Datum: 27.05.2006). Dabei ist für beide Ausbildungen ein Rahmenlehrplan sowohl für die praktische als auch für die theoretische Ausbildung entstanden. Die vertiefte Vorstellung der so genannten „BIBB-Curricula" kann im Rahmen dieser Arbeit nicht erfolgen. Allerdings scheint es dem Autor von Bedeutung zu sein, diese Curricula mit einzubeziehen, da darin bedeutsame Aspekte für eine zukunftsfähige Pflegeausbildung erkennbar sind.

Der Rahmenlehrplan der theoretischen Ausbildung nach dem BIPP-Konzept baut auf dem von der Kultusministerkonferenz (KMK) für die Ausbildungen empfohlenen Lernfeldkonzept auf. Es orientiert sich sowohl an beruflichen Schlüsselqualifikationen als auch an berufstypischen Arbeitsprozessen (Becker 2006, 5–10). Das BIBB-Curriculum ist „integrativ" sowohl für die Altenpflegeausbildung als auch für die Ausbildung in der Gesundheits- und Krankenpflege konzipiert, mit den gleichen Strukturen, jedoch wo notwendig mit unterschiedlichen inhaltlichen Schwerpunkten. Das Thema Dekubitusprophylaxe kann jeweils dem Lernfeld 8 „Altenpflege/Gesundheits- und Krankenpflege als interprofessionelles Arbeitsfeld" zugeordnet werden (Becker 2006, 33, 58). Dabei wird im zweiten Ausbildungsjahr ein Zeitrichtwert von 200 Stunden vorgeschlagen. Die Zielformulierung 8.4 der Lernfeldbeschreibung lautet

- für den Schwerpunkt Altenpflege: *„Die Schülerinnen und Schüler erkennen die Angemessenheit präventiver Maßnahmen zur Unterstützung von individuellen Gesundungsprozessen (...)"*;
- für den Schwerpunkt Gesundheits- und Krankenpflege: *„dass sie (die Schülerinnen und Schüler) die Angemessenheit pflegerischer Maßnahmen bei der Prävention, im pflegerischen Versorgungsprozess (...) beherrschen" (Becker 2006, 33, 58).*

Bei den Inhalten werden u. a. die Prophylaxen angegeben. Von Bedeutung für die Umsetzung von Expertenstandards als Instrumente zur pflegerischen Qualitätsentwicklung ist auch das Lernfeld 6 „Planung, Durchführung und Evaluation des Pflegeprozesses" mit einem Zeitrichtwert von 160 Stunden im zweiten Ausbildungsjahr (vgl. Becker 2006, 31, 56).

- Als Ziel wird in der Lernfeldbeschreibung 6.4 für den Schwerpunkt Altenpflege formuliert: *„Sie (die Schülerinnen und Schüler) sind umfassend über Methoden und Regeln der Qualitätssicherung in der Altenhilfe informiert, nutzen berufsspezifische Konzepte der Qualitätsentwicklung und beteiligen sich an der Weiterentwicklung betrieblicher /institutioneller Qualitätsstandards"* (Becker 2006, 31).
- Als Ziel für den Schwerpunkt Gesundheits- und Krankenpflege heißt es in der Lernfeldbeschreibung 6.5: *„Sie (die Schülerinnen und Schüler) sind umfassend über Methoden und Regeln der Qualitätssicherung in der Pflege informiert, nutzen berufsübliche Konzepte der Qualitätssicherung und beteiligen sich an der Weiterentwicklung institutioneller und/oder betrieblicher Qualitätsstandards"* (Becker 2006, 56).

Beispiel: Ausbildung in der Gesundheits- und Krankenpflege

Die theoretischen Inhalte für den Bereich der Gesundheits- und Krankenpflege werden in der „Ausbildungs- und Prüfungsverordnung für die Berufe in der Krankenpflege" vier fachlichen Wissensgrundlagen und zwölf Themenbereichen zugeordnet. Das Thema „Expertenstandard Dekubitusprophylaxe in der Pflege" gehört zum ersten Bereich „Kenntnisse der Gesundheits- und Krankenpflege, der Gesundheits- und Kinderkrankenpflege sowie der Pflege- und Gesundheitswissenschaften". Schwerpunkte für das Thema „Qualitätsentwicklung in der Pflege" sind die Themenbereiche 6 und 7, für die pflegerische Handlungskompetenz der erste und zweite Themenbereich (vgl. http://www.bmgs.bund.de/ download/gesetze/gesundheitsberufe/APrVO_Krpfl.pdf.   Datum: 15.06.2004).

Exemplarisch für die curriculare Einbindung des Themas in die Ausbildung der Gesundheits- und Krankenpflege soll das Curriculum „Gemeinsame Pflegeausbildung" (Oelke, Menke 2002) stehen. Dieses Curriculum wurde in einem Modellversuch evaluiert und ist Basis für den theoretischen Teil einer gemeinsamen Ausbildung in der Altenpflege, der Gesundheits- und Krankenpflege sowie der Gesundheits- und Kinderkrankenpflege (vgl. Oelke, Menke 2002, 53 ff.).

- Im Themenfeld I.3 „Pflege planen, dokumentieren, organisieren und koordinieren" sind 10 Stunden für die Lerneinheit „Pflegequalität sichern" vorgesehen. Als exemplarisches Beispiel wird die *„Bedeutung von Pflegestandards für die Pflegequalität"* genannt. Inhaltliche Schwerpunkte sind die *„Begriffsbestimmung bzw. -abgrenzung: Pflegestandards, -richtlinien,-leitlinien, Merkmale, Ziele und Funktionen von Pflegestandards"*, die *„Entwicklung und Umsetzung von Pflegestandards, Pflegestandards und individuelle Pflege"* sowie *„Aktuelle Beispiele bzw. Diskussion zum Thema `Pflegestandards und Pflegequalität´"* (vgl. Oelke, Menke 2002, 150 f.).
- Im Themenfeld I.1 „Körpernahe Unterstützung leisten" wird in die Lerneinheit I.1.4.2 mit insgesamt 26 Stunden für unterschiedliche „Pflegerische Schwerpunkte" zum Bereich „Bewegen" das Thema „Dekubitusprophylaxe" integriert. Die Themenschwerpunkte sind das *„Erfassen von Risikogruppen, Beobachten besonders gefährdeter Hautpartien, Druckentlastung durch regelmäßiges Lagern und den Einsatz von Hilfsmitteln"* (Oelke, Menke 2002, 140).

Die gesetzlichen Grundlagen und die curricularen Strukturen bieten den Bildungseinrichtungen einen Gestaltungsspielraum für eine schülerorientierte Ausbildung. Damit dieser Gestaltungsspielraum für die Umsetzung der Inhalte des nationalen Expertenstandards „Dekubitusprophylaxe in der Pflege" optimal genutzt werden kann, wird im nächsten Kapitel neben den Grundlagen, Chancen und Methoden eines schülerorientierten Unterrichts auch auf das Transfermanagement in der pflegerischen Ausbildung eingegangen.

3 VOM SCHÜLERORIENTIERTEN UNTERRICHT ZUM TRANSFERMANAGEMENT IN DER PFLEGERISCHEN AUSBILDUNG

3.1 Schülerorientierter Unterricht in der pflegerischen Ausbildung

3.1.1 Grundlagen und Chancen schülerorientierten Unterrichts

Jede Lehrkraft hat den Anspruch, den Lernenden die Inhalte im Rahmen eines schülerorientierten Unterrichts zu vermitteln. Bevor geeignete pädagogisch-didaktischen Methoden vorgestellt werden, sollen zunächst die Voraussetzungen und Grundlagen schülerorientierten Unterrichts aufgezeigt werden. Schülerorientierter Unterricht – was ist damit gemeint? Kann es diesen in der Ausbildung „Gesundheits- und Krankenpflege" überhaupt geben? Meyer (2002, 2003) hat bezüglich der „konkreten Utopie" einer schülerorientierten Didaktik Vorstellungen möglicher Entwicklungen formuliert.

Die Unterrichtsvorbereitung sowie der Unterricht soll vom Lehrer mit Blick auf die Interessen der Lernenden geplant und durchgeführt werden. Dabei werden die subjektiven und objektiven Interessen der Lernenden in den Mittelpunkt gerückt. Die subjektiven Interessen von Lernenden sind ihre unmittelbaren persönlichen Bedürfnisse, die individuell und oft zufällig sind. Zu den objektiven Interessen zählen überindividuelle Handlungsmotive. Diese müssen in Abhängigkeit zur gegenwärtigen und zukünftigen sozialen Lage der Lernenden bestimmt werden. Beide Interessen sind im Individuum gleichzeitig vorhanden und bedingen sich gegenseitig. Meyer betont, dass subjektive Interessen das Erkennen der objektiven verhindern und dies zu Widersprüchen führen kann. Gerade deshalb müssen subjektive Interessen immer im Vordergrund stehen. Schülerorientierte Didaktik bedeutet nach Meyer eine Wechselwirkung von Zielen, Inhalten, Methoden und Organisationsbedingungen, die auf den verschiedenen Handlungsebenen des Unterrichtsprozesses unterschiedliche Formen annimmt. Eine lineare Hierarchie wäre falsch. Lehrkräfte müssen sich jedoch mit ihrem Unterricht und den pädagogisch-didaktischen Methoden identifizieren können (vgl. Meyer 2002, 216).

Schülerorientierter Unterricht bedeutet nicht, veraltete Inhalte mit progressiven Themen aufzuwerten. Es geht auch nicht um eine schülerfreundliche Aufbereitung des Stoffes. Ebenso wenig stillt schülerorientierter Unterricht die Sehnsucht der Lehrer, von allen Lernenden „geliebt zu werden". Wenn auch nur ansatzweise schülerorientierter Unterricht verwirklicht wird, bleibt dieses Liebesbedürfnis unbefriedigt (vgl. Meyer 2002, 206). Schülerorientierte Didaktik geht davon aus, dass in der Schule entfremdetes Lernen stattfindet. Der Unterricht ist lehrer-, stoff- und lernzielorientiert. Die Schüler lernen Inhalte ohne sinnvollen Gebrauchswert für gegenwärtige und zukünftige Lebenssituationen. Schülerorientierter Unterricht muss schrittweise verwirklicht werden. Er kann nicht geschehen durch einen direkten und totalen Zugriff auf das Außen- und Innenleben der Lernenden. Es darf nicht sein, dass Lehrende im Klassenraum „eine heile Welt herbeizaubern" und das Umfeld gestört ist. Dieser Aspekt ist auch in der pflegerischen Bildung von großer Bedeutung, da die schulischen Ideale und die praktische Pflegerealität zuweilen auseinanderklaffen. Schülerorientierter Unterricht kann nur gelingen, wenn die institutionellen Rahmenbedingungen verbessert werden. Die „Schülerorientierung" muss durch eine „Lehrerorientierung" ergänzt werden. Es gilt, Bedürfnisse und Interessen der Schüler, aber auch des Lehrers nicht aus den Augen zu verlieren. *„Schülerorientierte Didaktik ist eine konkrete Utopie, die die Richtung beschreibt, in die alltäglicher Unterricht weiterentwickelt werden muss, um pädagogisch legitimierbar zu werden"* (Meyer 2003, 209). Gerade in den pflegerischen Ausbildungen müssen durch geeignete Methoden Unterrichtsformen weiterentwickelt, aber auch pflegespezifische Inhalte neu entwickelt werden, um eine pädagogische Legitimation zu bekommen.

Als ersten Schritt *„auf dem langen Weg zum schülerorientierten Unterricht"* sieht Meyer den handlungsorientierten Unterricht, wobei er dem Projektunterricht wesentliche Merkmale eines schülerorientierten Unterrichts zuschreibt (vgl. Meyer 2002, 215). Daneben werden das erfahrungsbezogene und das problemorientierte Lernen genannt (vgl. Oelke, 2002). Ziel dieser Arbeit ist nicht eine ausführliche Diskussion über die Methoden und deren theoretische Grundlagen. Diese wurde in der Literatur schon ausführlich geführt und es gibt eine Vielzahl von Veröffentlichungen zu den einzelnen Methoden. Vielmehr geht es darum, die jeweilige Methode praxisnah vorzustellen, um dann an Hand von exemplarischen Beispielen die konkrete Umsetzung im Konzept zum Transfermanagement aufzuzeigen. Handlungsorientierter Unterricht, erfahrungsbezogenes und problemorientiertes Lernen werden in der pflegerischen Bildung oft als „neu" bezeichnet, da sie bisher wenig Beachtung fanden und nur punktuell im Unterrichtsgeschehen umgesetzt wurden. *„Die Theorien waren im Kopf `stecken geblieben´; praktiziert hingegen wurde das, was aus eigenen Erfahrungen mit Lehrerinnen bekannt und vertraut war"* (Oelke, Scheller, Ruwe 2000, 24 f.). Schülerorientierter Unterricht ist eine wichtige Voraussetzung, damit Wissenserwerb und Wissenstransfer in der pflegerischen Ausbildung gelingen kann.

Persönliche Veränderungen der beteiligten Akteure – der Lehrenden und der Lernenden – sind wiederum Voraussetzung für schülerorientierten Unterricht. Veränderungen, und damit die Entwicklung von Visionen, beginnt in den Köpfen aller Beteiligten in Theorie und Praxis, mit der Schule als lernender Organisation. Übergeordnetes Ziel einer zukunftsorientierten Pflegeausbildung ist es, dass die Lehrkräfte den Lernenden berufliche Handlungskompetenz ermöglichen. *„Pflegerische Handlungskompetenz wird als Fähigkeit angelegt, anhand von Wissen und Erfahrung fundiert, durch Werte gebildet und getragen sowie mittels Willen verwirklicht"* (Görres u. a. 2002, 104 f.).

Wenn Lernende erkennen, dass eine Berufsausbildung von entscheidender Bedeutung ist für ihr zukünftiges Berufs- und Arbeitsleben, kann es gelingen, dass sie nach vielen Schuljahren im allgemeinbildenden Schulsystem den Schritt vom „ich muss lernen" hin zum eigenverantwortlichen „ich will lernen" vollziehen können - soweit sie dies nicht schon getan haben. Warum gerade oftmals dieser Schritt nicht gelingt, hat Görres u. a. (2002) differenziert betrachtet und Lösungsansätze dafür beschrieben. Das Konzept zum Transfermanagement der Inhalte des nationalen Expertenstandards „Dekubitusprophylaxe in der Pflege" soll einen Beitrag zum schülerorientierten Wissenstransfer in den pflegerischen Ausbildungen leisten. Gerade mit Hilfe dieser wissensbasierten Instrumente zur pflegerischen Qualitätsentwicklung ist eine weitere Voraussetzung für schülerorientierten Unterricht – nämlich die Vermittlung von evidenz-basiertem Wissen – erfüllt. Expertenstandards werden von Pflegeexpertinnen aus allen pflegerischen Bereichen für alle Pflegefachkräfte entwickelt und in den Einrichtungen implementiert. Pflegepraxis und pflegerische Ausbildungen profitieren von den Inhalten der Expertenstandards gleichermaßen. Expertenstandards mit aktuellen pflegewissenschaftlichen Erkenntnissen als Instrumente zur pflegerischen Qualitätsentwicklung können so zum Mittler zwischen Pflegewissenschaft, Pflegepraxis und der pflegerischen Aus-, Fort- und Weiterbildung werden. Diese Chance müssen auch Lehrkräfte in den pflegerischen Ausbildungen nutzen, um einen entscheidenden Beitrag dafür zu leisten, dass Lernende pflegerische Handlungskompetenz erlangen und in einem weiteren Schritt die Verzahnung der pflegerischen Ausbildung mit der beruflichen Fort- und Weiterbildung ermöglicht werden kann.

Neben den Grundlagen des handlungsorientierten Unterrichts sollen auch das erfahrungsbezogene und problemorientierte Lernen im Überblick vorgestellt werden.

3.1.2 Handlungsorientierter Unterricht

In den pflegerischen Ausbildungen sollen die Lernenden neben Faktenwissen auch Kompetenzen im Sinne von Schlüsselqualifikationen erwerben. Handlungsorientiertes Lernen gilt als Möglichkeit, neben Bildungsinhalten auch Schlüsselqualifikationen zu erwerben. Nach Meyer definiert sich handlungsorientierter Unterricht als *„ganzheitlicher und schüleraktiver Unterricht, in dem die zwischen dem Lehrer und Schüler vereinbarten Handlungsprodukte die Organisation des Unterrichtsprozesses leiten, so dass Kopf- und Handarbeit der Schüler in ein ausgewogenes Verhältnis zueinander gebracht werden können"* (Meyer 2002, 214). Gudjons betont in seiner Definition, dass materielle oder soziale Fähigkeiten der Schüler den Ausgangspunkt des Lernprozesses bilden mit dem Ziel, durch aktive Auseinandersetzung die Trennung von Schule und Leben ein Stück aufzuheben (vgl. Gudjons 2001, 250). Im handlungsorientierten Unterricht sollen die subjektiven Schülerinteressen zum Bezugspunkt des Unterrichts gemacht werden. Daneben sollen die Lernenden zum selbständigen Handeln ermuntert werden. Durch die Handlungsorientierung des Unterrichts soll die Öffnung der Schule gegenüber ihrem Umfeld vorangetrieben werden. Kopf- und Handarbeit, Denken und Handeln sollen in ein ausgewogenes Verhältnis zueinander gebracht werden (vgl. Meyer 2000, 412).

Subjektive Schülerinteressen sind die situationsspezifischen, persönlichen Bedürfnisse und Phantasien zum Unterrichtsgeschehen. Diese können bewusst gemacht und als Handlungsziele verfolgt werden; oft bleiben sie unbewusst, wirken dabei jedoch handlungsleitend. Objektive Schülerinteressen sind die situationsunspezifischen, überindividuell gültigen Handlungsmotive. Diese sind an die gegenwärtige und soziale Lage der Schüler gebunden (vgl. Meyer 2000, 413). Im Rahmen des selbständigen Lernens müssen die Schüler Methodenkompetenz erwerben. Pädagogen benötigen Fähigkeiten, die Lernenden dabei gezielt zu unterstützen. Zur Selbständigkeit müssen die Auszubildenden einen entsprechenden Handlungsspielraum bekommen. Dazu muss genügend Zeit eingeplant werden. Um diese Zeit sinnvoll zu nutzen, muss der Lehrer dazu geeignete Arbeitsprozesse schaffen. *„Der Schüler wird durch Selbsttätigkeit und nur durch Selbsttätigkeit zum `handelnden Subjekt´, zum `Täter seiner Taten´, aber dadurch wird der Lehrer nicht überflüssig, sondern er bleibt derjenige, der die zur Selbsttätigkeit provozierenden Handlungssituationen zu schaffen und die dazu geeigneten Sach-, Sinn und Problemzusammenhänge vorzubereiten hat"* (Meyer 2000, 418).

Öffnung der Schule bedeutet, den Unterrichtsprozess zu öffnen für die Selbständigkeit und Selbsttätigkeit der Schüler. Es geht darum, das Unterrichtsgeschehen offen und fächerübergreifend zu gestalten, aber dennoch in ein differenziertes Schulleben einzubinden. Zudem muss sich die Schule gegenüber dem schulischen Umfeld öffnen, wobei die Schüler lernen sollen, die Öffentlichkeit selbst herzustellen.

Kopf- und Handarbeit, Denken und Handeln sollen in ein ausgewogenes Verhältnis zueinander gebracht werden. Handlungsorientierter Unterricht ist im gesamten Lernprozess gekennzeichnet durch eine dynamische Wechselwirkung der Komponenten. Dabei stellt das praktische

Handeln keine Behinderung, sondern eine Vollendung der geistigen Arbeit dar (vgl. Meyer 2000, 421 ff.).

Der nationale Expertenstandard „Dekubitusprophylaxe in der Pflege" kann auch im Rahmen einer gelenkten Projektarbeit im zweiten Ausbildungsjahr umgesetzt werden. Die Schritte eines Projektunterrichts sollen in dieser Arbeit nicht weiter ausgeführt werden. Diese sind u. a. im Projektbericht „Mut zum Handeln" ausführlich und praxisnah beschrieben und übertragbar (vgl. http://www.mutzumhandeln.de/BerichtPrapro.pdf, Datum: 17.05.2006). Die Lehrkraft als Projektbegleiter/in kann das Konzept zum Transfermanagement nutzen, um die Lernenden gezielt zu begleiten, damit Kompetenzen im Sinne von Schlüsselqualifikationen gefördert werden und dadurch der Wissenstransfer der Inhalte des Expertenstandards gezielt unterstützt wird. Es wurde festgestellt, dass überfachliche Kompetenzen ein Schlüssel für fachliches Lernen sind. Dabei lassen sich Nachhaltigkeit und Anwendungsorientierung des Wissens und Könnens stärken. Zu den Aufgaben einer auf Zukunfts- und Berufsfähigkeit ausgerichteten Persönlichkeitsentwicklung gehören sowohl die zielgerichtete Förderung von Wissen und Können als auch von Lern-, Methoden- und Sozialkompetenz im Sinne einer umfassenden Handlungskompetenz (vgl. Klein 2003, 10).

3.1.3 Erfahrungsbezogenes Lernen

Erfahrungsbezogenes Lernen setzt auch bei den subjektiven Erfahrungen der Lernenden an und spielt hinsichtlich der Förderung von Schlüsselqualifikationen eine herausragende Rolle (vgl. Oelke 2002, 9). Die Lernenden müssen im Unterricht die Gelegenheit bekommen, sich mit Erlebnissen und Erfahrungen aus dem Pflegealltag zu beschäftigen und diese zu reflektieren, und können selbständig oder mit Hilfe der Lehrkraft als Lernbegleiter/in Lernprozesse einleiten. Diese Lernprozesse sind von pflegewissenschaftlichen Erkenntnissen geprägt, soweit diese zum Thema vorliegen, und können im Pflegealltag realisiert werden. Neben den allgemein-didaktischen Ausführungen von Scheller (1987) haben Mulke-Geisler (1994) und Oelke, Scheller, Ruwe (2000) pflegespezifische Positionen dazu beschrieben.

Mulke-Geisler sieht als fruchtbarste Lernart in der Pflegeausbildung die angeleitete und begleitete Erfahrung in der Praxis. Dabei soll der theoretische Unterricht den Boden bereiten, auf dem Fähigkeiten, Fertigkeiten, Einstellungen und Überlegungen wachsen können (vgl. Mulke-Geisler 1994, 8). Im Mittelpunkt des erfahrungsbezogenen Unterrichts steht die Aufarbeitung der von den Lernenden gemachten subjektiven Erfahrungen. Dabei spielt die Haltung, die Menschen in sozialen Situationen einnehmen, eine wichtige Rolle. Mit Haltung meint Scheller nicht nur das, was jemand über seinen Körper, also Körperhaltung, Gestik und Mimik ausdrückt, *„sondern das Gesamt von inneren Einstellungen, Gefühlen und sozialen Orientierungen und äußeren körperlichen und sprachlichen Ausdrucks- und Handlungsweisen, wie es sich in verschiedenen sozialen Situationen realisiert"* *(Scheller 1987, 59)*. Haltungen sind, insbesondere in körperbezogenen Anteilen, der bewussten Kontrolle entzogen. Dadurch sind sie in sich widersprüchlich, was sich vor allem in der Diskrepanz zwischen Selbst- und Fremdwahrnehmung zeigt. Lernende haben vielfältige Erlebnisse, Wahrnehmungen, Erinnerungen und Fantasien in- und außerhalb des Unterrichts. Durch die bewusste Aufarbeitung und Verarbeitung werden diese zu Erfahrungen.

Auch der Pflegealltag ist geprägt durch vielfältige Erlebnisse, die aufgearbeitet und verarbeitet werden müssen. Aber gerade in den pflegerischen Ausbildungen hat erfahrungsbezogenes Lernen bislang noch wenig Bedeutung. Methoden des erfahrungsbezogenen Lernens, wie Fallbesprechungen, subjektives Schreiben, Malen und Collagieren werden oft als Einstieg in ein Thema genommen, ohne jedoch die eigentlichen Erfahrungen der Auszubildenden genügend zu würdigen und einzubeziehen. Damit Lernende die Erlebnisse zu Erfahrungen verarbeiten können, müssen diese Unterrichtsformen berücksichtigen, in welcher Weise im Alltag Erfahrungen gemacht werden. Gegenstand der Lernprozesse sind Erlebnisse, Erfahrungen und Fantasien der Lernenden, ihre Konflikte, Wünsche, Ängste und Träume. Diese werden vom Lehrer weder inhaltlich dominiert noch bewertet. In symbolischer Form werden über Texte, Bilder, Filme etc. Erinnerungen wach, rekonstruiert und in der Auseinandersetzung als Erfahrungen begriffen. Soweit die Aktualisierung gelingt, können diese Erlebnisse in einer Situation eingebracht werden. Lernende sollen aktiv, ihren Fähigkeiten entsprechend, nicht nur sprachlich, sondern auch sinnlich-praktisch handeln und lernen. Die Aktions- und Lernformen bleiben Symbolisierungshandlungen. Lernende sollen soziale Erfahrungen machen und solidarische Beziehungen aufbauen, wobei diese auf die Klasse bzw. die Kleingruppe beschränkt sind. Lernenden sollen Raum- und Zeiterfahrungen ermöglicht werden, die ihren Bedürfnissen entgegenkommen. Der Raum, der anders genutzt werden soll, ist der Klassenraum. Die Zeit, die zur Verfügung steht, ist die vorgegebene Unterrichtszeit (vgl. Scheller 1987, 63 f.).

Scheller nennt diesen Unterricht erfahrungsbezogen, weil er deutlich machen will, dass es um die symbolvermittelte Aneignung und Verarbeitung jener Erlebnisse und Erfahrungen Lernender geht, die diese mit Unterrichtsinhalten verbinden. Nach Scheller lassen sich Erlebnisse als Reaktionen auf Situationen beschreiben. Lernende sind in diese Situationen körperlich, emotional, denkend und handelnd eingebunden. In einem komplexen Aneignungsprozess, der neben der Art der Ereignisse auch von deren Erlebensweise geprägt ist, werden diese verarbeitet. Damit sind sie Teil der persönlichen Lebensgeschichte und bestimmen diese mit (vgl. Scheller 1987, 56 f.). *„Erlebnisse und die in sie eingebundenen Fantasien, Wahrnehmungen und Haltungen können erst dann Erfahrungen werden und anderen mitgeteilt werden, wenn sie in ihrer Entstehung und Wirkung in der Situation und im Subjekt erklärt werden können" (Scheller 1987, 61).*

Um Erfahrungen machen zu können, müssen Lernende in der Lage sein,

- die Entstehung eines Erlebnisses im Wechselverhältnis von sich selbst und dem Ereignis zu untersuchen und dieses zu interpretieren; zu verstehen, was in dieser Situation mit ihnen passiert ist (Welche falschen Vorstellungen, Gefühle und Haltungen wurden durch welche Wahrnehmungen, Handlungen in Frage gestellt?);
- aus den reflektierten Erkenntnissen entsprechende Konsequenzen zu ziehen.

Eine Erfahrung zu machen ist immer verbunden mit einer Selbsterfahrung und den entsprechenden Konsequenzen, die diese nach sich zieht (vgl. Scheller 1987, 60 f.). Nach dem Phasenmodell von Ingo Scheller geht es beim erfahrungsorientierten Unterricht um die Kategorien „Aneignung", „Verarbeitung" und „Veröffentlichung" von Erfahrungen. Dabei soll gegen die Entfremdung schulischen Lernens die Sache der Schüler zum zentralen Bezugspunkt des Unterrichtsgeschehens gemacht werden. Lernbegleiter/innen organisieren und moderieren die Lernsituation der Lernenden. Sie helfen ihnen, eigene Erfahrungen aufzuarbeiten und diese in Auseinandersetzung mit der Position, dem Wissen und dem methodischen Können weiterzuentwickeln (vgl. Meyer 2002, 198).

Gerade das Thema „Dekubitusprophylaxe" löst bei Lehrenden, aber auch bei den Lernenden Emotionen aus. Einerseits über die reale Situation des Pflegealltags, in der Patienten/Betroffene mit Dekubitalulcera gepflegt werden oder neue Dekubitalulcera entstehen. Diese „Bilder" können im erfahrungsbezogenen Unterricht eingesetzt werden, um Lernende für die Bedeutung des Themas zu sensibilisieren. Meist werden Auszubildende mit Bildern zu den Stadien eines Dekubitus in das Thema eingeführt, um danach den Verbandwechsel zu erlernen. Erfahrungsbezogenes Lernen kann helfen, die Bilder gezielt einzusetzen, um den Lernenden die Standardaussage des Expertenstandards zu verdeutlichen, dass Pflegekräfte mit geeigneten Methoden in der Regel einen Dekubitus verhindern können. Andererseits können Lernende im erfahrungsbezogenen Unterricht mit Hilfe von körperbezogenen Übungen die körperlichen, kognitiven und emotionalen Auswirkungen einer Druckeinwirkung auf die Haut erleben.

3.1.4 Problemorientiertes Lernen (POL)

Problemorientiertes Lernen gilt als Methode zur permanenten Förderung von Schlüsselqualifikationen (vgl. Oelke 2002, 4) und wurde bereits 1969 an der medizinischen Fakultät der McMaster University in Hamilton, Kanada, eingeführt. Ziel des didaktischen Konzeptes war es, das Medizinstudium effektiver und effizienter, sprich handlungswirksamer zu gestalten. Es hatte sich gezeigt, dass die fächerisolierende Wissensanhäufung während des Studiums wenig dazu beiträgt, praxisrelevante Probleme des Klinikalltags zu bearbeiten. Weitere Universitäten in Kanada, den USA, den Niederlanden (1974), der Schweiz und Deutschland folgten in konzipierten Reformstudiengängen. Ein auf die Pflegeberufe bezogener Transfer erfolgte 1994 beim „1. Internationalen Kongress zur

Didaktik in der Pflege" durch C. van Meer (1994) von der Universität Maastricht (Niederlande). Dort werden auch pflegewissenschaftliche Studiengänge nach dem problemorientierten Lernen ausgerichtet. POL ist abgeleitet von Problem-Based-Learning (PBL). Beide Begriffe werden synonym verwendet (vgl. Schwarz-Govaers 2002, 30).

Vorteile des problemorientierten Lernens sind:
- das Erlernen von Wissen, welches behalten wird und anwendbar ist;
- das Erlernen selbständig zu lernen („self-directed learning");
- das Erlernen der Analyse und Lösung von Problemen (vgl. v. Meer 1994, 82; vgl. Moust u. a. 1999, 3).

Am Anfang der Lernsequenz wird den Lernenden ein Problem gestellt. Die Lernenden haben sich vorher nicht mit dem Lernstoff auseinandergesetzt. Die Problemaufgabe wird in Arbeitsgruppen behandelt. Ziel der problemorientierten Arbeitsgruppen (mit 7–12 Lernenden) ist es, die Lernenden zur Erfassung und zur erfolgreichen Bearbeitung von komplexen Aufgaben zu befähigen. Dabei geht es nicht nur um den gezielten Wissenserwerb, sondern insbesondere um die Entwicklung und Reflexion von Strategien im Umgang mit berufspraktischen Problemen und den dafür notwendigen Formen sozialen Verhaltens. Damit dies gelingt, müssen nach Schwarz-Govaers mehrere Bedingungen eingelöst sein:
- Die Aufgabe muss für die Lernenden ein echtes Problem sein, das in ihnen das Bedürfnis weckt, es zu lösen bzw. zu klären (einen „kognitiven Konflikt auslösen").
- Die Informationen zur Problembearbeitung sind möglichst realistisch dem Pflegealltag sowie dem Anspruchsniveau der Lernenden angepasst.
- Die Lösungen werden von den Lehrenden nicht vorgegeben. Diese werden von den Lernenden – aufgrund von individuellem Vorwissen – zusammen mit anderen Lernenden in eigenen Schritten entwickelt. Die Lösungen bzw. Lösungsansätze der Lernenden werden mit Expertenwissen verglichen und bestätigt oder korrigiert.
Die Rolle des Lehrers wandelt sich zum Lernbegleiter bzw. Tutor. Beide Begriffe werden synonym verwendet (vgl. Schwarz-Govaers 2002, 30).

Zur Lösung von Aufgaben sollen sich die Lernenden des so genannten „Siebensprungs" bedienen (vgl. Moust u. a. 1999, 21 ff; vgl. Schwarz-Govaers 2002, 33 f). In diesem zielgerichteten Lernprozess können kontinuierlich Kompetenzen im Sinne der Schlüsselqualifikationen gefördert werden. Allerdings setzt es diesbezüglich bereits erste Erfahrungen voraus. Bedeutsame Komponenten des POL im Blick auf die Schlüsselqualifikationen sind nach Oelke *„das soziale Lernen in der Gruppe, das gemeinsame Entscheiden und Planen, das Argumentieren, Analysieren sowie Reflektieren und Diskutieren, das selbständige Planen, Organisieren, Durchführen, Präsentieren und Dokumentieren, der innerhalb der Gruppe individuell verteilten Lernaufträge sowie das Beschaffen von Informationen"* (Oelke 2002, 4). Dies bedeutet, dass gleich zu Beginn der Ausbildung methodische und sozialkommunikative Kompetenzen gezielt gefördert werden müssen.

POL lässt sich als ein interaktiver, auf bestimmte Problemstellungen ausgerichteter Lernprozess beschreiben. Über die erworbene, erfahrungsgemäß motivierende Strategie des POL können Lernende unterstützt werden, den künftigen lebenslangen Lernprozess selbständig zu gestalten. Lebenslanges Lernen wiederum gilt als wichtige Voraussetzung für die Bewältigung künftiger Herausforderungen in dem sich wandelnden Berufsfeld „Pflege" (vgl. http://www.charite.de/rv/reform/Definition.html. Datum: 31.03.2004).

Dieser Überblick über pädagogisch-didaktische Methoden, als erster Schritt auf dem Weg zu einem schülerorientierten Unterricht, soll Möglichkeiten aufzeigen, damit Lehrende in den pflegerischen Ausbildungen die Chance nutzen, diese gezielt zum effektiven und nachhaltigen Wissenstransfer einzusetzen. Damit können sie die pädagogische Legitimation erwerben, die notwendig ist, um qualifizierte Pflegefachkräfte auszubilden. Es reicht nicht, die Inhalte aus dem bisherigen Fächerkanon zu mischen und neu zu ordnen. Es reicht auch nicht, Inhalte mit neuen Folien oder einer EDV-unterstützten Präsentation aufzubereiten. Die komplexen Ziele der pflegerischen Ausbildungen erfordern schülerorientierte pädagogisch-didaktische Unterrichtskonzepte. Diese sollen nun zur Umsetzung der Inhalte des nationalen Expertenstandard „Dekubitusprophylaxe in der Pflege", exemplarisch in einem Konzept zum

Transfermanagement, integriert werden. Veränderungen brauchen fundiertes, aktuelles Wissen, Mut, Kreativität und Ausdauer sowie die Bereitschaft, sich selbst auf Veränderungen einzulassen. Hat man sich jedoch darauf eingelassen, wird man als Lehrkraft sehr rasch erkennen, dass sich der Mut und die Entwicklungsarbeit gelohnt haben.

Im nächsten Kapitel schließt die Entwicklung des Konzeptes zum Transfermanagement an. Einleitend werden die theoretischen Grundlagen vorgestellt.

3.2 Transfermanagement in der pflegerischen Ausbildung

3.2.1 Transfermanagement als innovativer Lernprozess

Nach Gagné erwerben Menschen den größten Teil ihrer Qualitäten durch Lernen. Neben den menschlichen Fertigkeiten, Urteilen und Einsichten in ihrer ganzen Vielfalt hängen auch die menschlichen Hoffnungen, Wünsche, Einstellungen und Werte weitgehend vom Lernen ab (vgl. Gagné 1980, 13). Beim Menschen ist nicht nur die Lernfähigkeit ausgebildet, sondern auch die Fähigkeit das Gelernte auf andere Bereiche zu übertragen. Obwohl diese Transferfähigkeit grundsätzlich vorhanden ist, entstehen auch in den pflegerischen Ausbildungen Probleme beim Theorie-Praxis-Transfer.

Auch Görres u. a. (2002) stellen fest, dass den neuen und höheren aber auch komplexeren Anforderungen an die Pflegenden durch das gegenwärtige Pflegehandeln nur noch unzureichend Rechnung getragen werden kann. Er fordert deutliche Innovationen in der Erstausbildung und deren Transfer in die berufliche Praxis. Ausbildungsgänge sowie die Curricula haben bereits von der Auseinandersetzung mit und durch die Übernahme von Pflegemodellen aus dem angloamerikanischen Raum profitiert (vgl. Görres u. a. 2002, 16). Nun müssen auch gezielt pflegewissenschaftliche Erkenntnisse in den Ausbildungen umgesetzt werden. Expertenstandards verknüpfen evidenz-basiertes Wissen mit bereits bekannten pflegerischen Strukturen. Besondere Beachtung findet im Expertenstandard „Dekubitusprophylaxe in der Pflege" auch der Pflegeprozess. Als Grundlage einer individuellen, bedürfnisorientierten Pflege für den jeweiligen Menschen wird hier die theoriegeleitete Anwendung der Pflegeprozessmethode einschließlich der Bewertung der Pflegeerfolge gefordert (vgl. DNQP 2004, 38).

Transfermanagement soll helfen, dass das in der Ausbildung erworbene innovative Wissen und daran gebundene Schlüsselqualifikationen auch in die pflegerische Praxis gelangen. Doch zunächst muss innovatives Wissen mit in den Unterricht einfließen und von Lehrkräften mit den entsprechenden Methoden vermittelt werden. Dazu muss das theoriegeleitete Wissen aus der Ausbildung so aufbereitet werden, dass dieses in praktische Handlungsstrategien umgesetzt werden kann (Görres u. a. 2002, 16). Im Pflegealltag besteht momentan noch eine Diskrepanz zwischen objektiven Erwartungsanforderungen an die Pflege und deren Handlungsmöglichkeiten im Pflegealltag. Pflegende erleben anspruchsvolle und hochkomplexe Situationen, in denen das Erfahrungswissen und Teile des bisher angeeigneten professionellen Wissens nicht umgesetzt werden können oder nicht mehr ausreichen, weil notwendiges Wissen nicht gelehrt wurde (Kompetenzdefizit) oder nicht umgesetzt werden kann (Ressourcendefizit). Pflegende erfahren solche Situationen als kognitive und strukturelle Dissonanz. Es zeigt sich der Widerspruch zwischen den Inhalten, die in der Ausbildung gelernt werden, und der Routine im Pflegealltag. Dieser Widerspruch führt zur Demotivation in der Ausbildung, zu Berufsverdrossenheit und zu einem Innovationsstau. Neue Wege in der Ausbildung und der weiteren Qualifizierung sind gefordert. Dem System der Aus-, Fort- und Weiterbildung wird eine wesentliche Katalysatorfunktion zu kommen (vgl. Görres u. a. 2002, 15). Es müssen traditionelle Wissens-, Kenntnis und Fähigkeitsbestände überdacht, verändert und weiterentwickelt sowie neue Befähigungen hinzugelernt werden. Das Verhältnis von Lernen und Arbeiten wird sich grundlegend verändern. Arbeiten muss lernförderlich gestaltet werden. Arbeits- und Lernprozesse müssen stärker miteinander verzahnt werden (vgl. Görres u. a. 2002, 14).

Bisher findet das Transfermanagement insbesondere im Rahmen der beruflichen Fort- und Weiterbildung Beachtung. So gilt Transfermanagement als Instrument der Innovationssicherstellung sowie der Qualitätssicherung der beruflichen Weiterbildung (vgl. Lemke 1995, 2). Der Begriff Transfermanagement ist mit der Vorstellung verbunden, dass sich Lerntransfer managen, also planen, kontrollieren (evaluieren) und organisieren lässt (vgl. Lemke 1995, 5). Lerntransfer in der beruflichen Bildung meint die Übertragung des Gelernten an den Arbeitsplatz. Die für den Transfer notwendigen Prozesse finden jedoch nicht nur während des eigentlichen Trainings statt. Transfermanagement umfasst vielmehr auch die Prozesse vor und nach dem Training (vgl. Fichten 2004, 498–518). Um die pflegerischen Ausbildungen mit der betrieblichen Fort und Weiterbildung zu verzahnen, muss das Transfermanagement bereits in den beruflichen Ausbildungen beginnen.

Lemke stellt in seinen Ausführungen das allgemeine Lerntransfermodell nach Fratzer vor. Ein Lerntransfermodell ist eine schematische Darstellung des Lerntransferprozesses, wobei nicht alle Bedingungen und Einflussfaktoren berücksichtigt werden. Der pragmatische Zweck der Lerntransfermodelle liegt in der Analyse des Lerntransferprozesses und in dem Angebot eines Lösungsansatzes zur Bewältigung von Problemen beim Transfer (vgl. Lemke 1995, 8). Der allgemeine Lerntransfer umfasst im Modell nach Fratzer vier Ebenen. Zum einen sind dies die personale Ebene, wobei die Person gemeint ist, die den Transfer vollzieht, und die situative Ebene als die Situation, die transferiert wird. Zum anderen zählen dazu die prozessuale Ebene, in der der Transfer geschieht, und die Ebene der Hindernisse (z. B. Angst, Lernwiderstand). Während eines Trainingskonzeptes (Lernphase) beeinflussen personale wie auch situative Faktoren das Lernen. Der anschließende Transferprozess sollte im Alltag zur Umsetzung des Gelernten führen, wobei auch hier personale und situative Einflussfaktoren unterschieden werden. Die Äquivalenzpfeile stellen die gegenseitigen Beeinflussungsmöglichkeiten dar, die Blitze zeigen potentielle Störungsquellen.

Abb. 1: Das Lerntransfermodell nach Fratzer

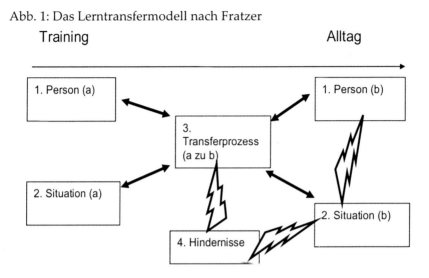

Quelle: Lemke 1995, 9

Wie notwendig das Transfermanagement für die Bildung ist, zeigen auch internationale Forderungen der UNESCO. Bildung spielt im Leben von Menschen eine zentrale Rolle. Die dynamischen Veränderungen in der Welt verlangen, dass Menschen ihr Wissen ständig erweitern und auf den neuesten Stand bringen. Im UNESCO Bericht zur Bildung im 21. Jahrhundert wird gefordert, dass jeder einzelne befähigt werden muss, sein ganzes Leben hindurch lernen zu können, um sein Wissen zu mehren. *„Der Gedanke von lebenslangem Lernen ist einer der Schlüssel zum 21. Jahrhundert. Er übersteigt die traditionelle Unterscheidung zwischen Erstausbildung und Weiterbildung"* (Delors u. a. 1997, 18). Es gilt Fertigkeiten und Qualifikationen zu erwerben, um sich einer wandelnden, komplexen und miteinander verknüpften Welt anpassen zu können (vgl. Delors u. a. 1997, 73). Um diese Aufgaben erfüllen zu können, muss sich Bildung an vier grundlegenden Arten des Lernens ausrichten.

Diese vier Säulen des Wissens sind:
- Lernen Wissen zu erwerben, d. h. Möglichkeiten zum Verstehen lernen. Dies setzt eine ausreichende, breite Allgemeinbildung voraus,

mit der Möglichkeit einzelne Bereiche vertieft zu studieren. Das Lernen, Wissen zu erwerben, ist Voraussetzung dafür, um aus den Möglichkeiten, die ein lebenslanges Lernen bieten, seinen Nutzen zu ziehen.

- Lernen zu handeln, um im eigenen Umfeld kreativ arbeiten zu können. Dabei geht es nicht nur um die berufliche Qualifikation, sondern auch darum, sich auf neue Situationen einzustellen und im Team zu arbeiten. Im sozialen und beruflichen Kontext soll das Wissen angewendet werden können. Es geht darum, Praxis und Theorie, Schule und Arbeit zu kombinieren.

- Lernen zusammenzuleben, um an menschlichen Aktivitäten teilnehmen zu können und mit anderen zusammenzuarbeiten. Dazu ist es unerlässlich, Verständnis für andere zu entwickeln. Basis dafür muss in den pflegerischen Ausbildung empathisches Verstehen sein.

- Lernen für das Leben bedeutet, die eigene Persönlichkeit besser zu entfalten und mit zunehmender Autonomie, größerem Urteilsvermögen und wachsendem Verantwortungsbewusstsein handeln zu können. Dazu ist es notwendig, sich und seine Handlungen kontinuierlich zu reflektieren, lernen eigene Stärken gezielt zu nutzen, eigene Schwächen und Grenzen zu erkennen und damit umzugehen. Neben Erinnerungsvermögen, Urteilskraft, Sinn für Ästhetik, manuelle Fertigkeiten sind insbesondere kommunikative Fähigkeiten zu fördern (vgl. Delors 1997, 73-83).

Auf diesen vier Säulen sowie dem allgemeinen Lerntransfermodell nach Fratzer, soll im nächsten Kapitel das Modell zum Konzept des Transfermanagements der Inhalte des Expertenstandards „Dekubitusprophylaxe in der Pflege" für die pflegerischen Ausbildungen entwickelt werden.

3.2.2 Das Modell zum Konzept des Transfermanagements der Inhalte des nationalen Expertenstandards „Dekubitusprophylaxe in der Pflege"

Um eine möglichst hohe Umsetzungsrate von Lerninhalten in die Praxis zu gewährleisten, muss der Transfer durch gezieltes Management unterstützt werden. Das Konzept zum Transfermanagement von exemplarischen Inhalten des Expertenstandards „Dekubitusprophylaxe in der Pflege" soll mit Hilfe eines Modells veranschaulicht werden. Die Basis bildet das Lerntransfermodell von Fratzer.

Abb. 2: Modell des Konzeptes zum Transfermanagement

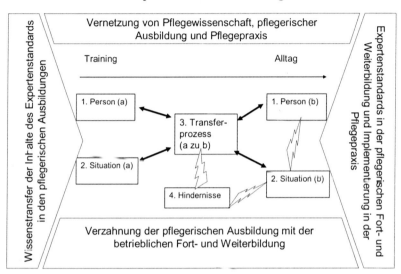

Quelle: Eigene Zusammenstellung (vgl. auch Lemke 1995, 9)

In zahlreichen Einrichtungen der ambulanten und stationären Pflege sind die Inhalte des Expertenstandards bereits bekannt und werden oftmals einrichtungsübergreifend implementiert. Dadurch kennen Pflegefachkräfte das Instrument Expertenstandard und dessen evidenzbasierte Inhalte zur pflegerischen Qualitätsentwicklung. In der betrieblichen Fort- und Weiterbildung werden Pflegefachkräfte entsprechend geschult, um das Wissen danach in der Praxis umzusetzen. Dieser Aspekt soll durch den Pfeil auf der rechten Seite dargestellt werden. Die Tatsache, dass pflegewissenschaftliche Erkenntnisse im Pflegealltag umgesetzt werden, beeinflusst und unterstützt auch den Theorie-Praxis-Transfer der Lernenden positiv. Pflegefachkräfte setzen ihr Wissen im Pflegealltag um und Lernende erleben diese Umsetzung im Rahmen ihrer praktischen Ausbildung. Für die Fachdidaktik Pflege ist diese Verzahnung von Pflegepraxis und pflegewissenschaftlichen Erkenntnissen von großer Bedeutung. Wittneben könnte in ihrem Modell der kritisch-konstruktiven Fachdidaktik Pflege den Satz „Das haben wir schon immer so gemacht" streichen (vgl. Wittneben 1998, 199).

Der Pfeil auf der linken Seite symbolisiert den Wissenstransfer der Inhalte des Expertenstandards in der pflegerischen Ausbildung. In den Berufsgesetzen (Krankenpflegegesetz, Altenpflegegesetz) wird die Vermittlung pflegewissenschaftlicher Erkenntnisse gefordert. Diese müssen durch die Lehrkräfte praxisnah mit schülerorientierten Methoden vermittelt werden. Deshalb ist auch in diesem Zusammenhang das Instrument Expertenstandard von großer Bedeutung. Gerade das Thema Dekubitusprophylaxe zeigt ein breites Spektrum pflegewissenschaftlicher Erkenntnisse auf, die umgesetzt werden müssen. Qualitätsentwicklung fängt damit bereits in der Ausbildung an und Lernende können begreifen, dass sie ihren Beitrag dazu leisten können. Neben den Lehrkräften unterstützen Pflegefachkräfte als Praxisanleiter/innen die Lernenden bei diesem Prozess. Ein wichtiger Schritt zur Vernetzung pflegewissenschaftlicher Erkenntnisse, der Pflegepraxis und der pflegerischen Ausbildung ist damit getan. Der obere Balken im Modell soll diese Vernetzung darstellen. Damit sich der Rahmen des Konzeptes schließt, soll der untere Balken die Verzahnung der pflegerischen Ausbildung mit der betrieblichen Fort- und Weiterbildung aufzeigen.

Durch das Konzept haben die Lernenden neben dem Wissen auch die Struktur des Expertenstandards kennen gelernt. Daran kann in der betrieblichen Fort- und Weiterbildung angeknüpft werden. Inhalte lassen sich ergänzen oder vertiefen. Da die Struktur aller Expertenstandards gleich ist, kann dieses Konzept auch Grundlage sein für den Transfer weiterer Expertenstandards. Die Inhalte müssen dazu jeweils auf die Struktur übertragen werden.

Die für den Transfer notwendigen Prozesse laufen jedoch nicht nur während des eigentlichen Trainings ab, sondern umfassen auch die Prozesse davor und danach. Für die Prozesse vor der Umsetzung der Inhalte im theoretischen und praktischen Unterricht in der Bildungseinrichtung sind insbesondere Erfahrungen nützlich, die die Lernenden in der Pflegepraxis im Umgang mit dem Wissen aus dem Expertenstandard gemacht haben. Dies bezieht sich auf alle Maßnahmen und Prozesse, die Lernende während der praktischen Ausbildung erleben. Voraussetzung dafür ist, dass die Inhalte des Expertenstandards bereits in der Einrichtung bekannt sind und diese umgesetzt werden. Durch das Pflegemanagement wird dafür gesorgt, dass den Pflegeteams auf den Stationen bzw. in den Wohnbereichen ein Exemplar des Expertenstandards als Nachschlagewerk zur Verfügung steht. In einer Anleitesituation durch die Praxisanleiter/innen kann der Expertenstandard sowohl vor der Lernsituation als auch danach verwendet werden.

Für die Lernsituation in der Bildungseinrichtung bekommen die Lernenden schon vor Beginn der ersten Unterrichtsstunde einen Reader mit Unterlagen zum Thema. Die Lernenden sollen sich im Selbststudium schon vorab mit den Inhalten beschäftigen und können dadurch den Wissenserwerb im Rahmen eines selbstorganisierten Lernprozesses beginnen. Daran knüpfen dann die Inhalte der Lernsituation an. Wissenserwerb ist Voraussetzung für den Transfer. Der Transfer wird damit zu einem Indikator für den Lernerfolg und zu einem Qualitätskriterium der Ausbildung (vgl. Fichten 2004, 498–518). Die Blitze als potentielle Hindernisse können durch Transfermanagement positiv beeinflusst werden. Hindernisse lassen sich nicht vermeiden, jedoch reduzieren, was durch die optische Darstellung der Blitze aufgezeigt werden soll (s. Abb.2, 26).

Bevor das Konzept zum Transfermanagement der Inhalte des nationalen Expertenstandards „Dekubitusprophylaxe in der Pflege" entwickelt wird, soll im nächsten Kapitel das Forschungsdesign der qualitativen Untersuchung zum Thema „Dekubitusprophylaxe in der pflegerischen Ausbildung" sowie die Methoden zur Datenerhebung wie auch zur Datenanalyse beschrieben werden.

4 FORSCHUNGSDESIGN DER ARBEIT

4.1 Die schriftliche Befragung („Questionnaire") mit Fragebogen zum Thema „Dekubitusprophylaxe in der pflegerischen Ausbildung"

Ziel der Untersuchung ist es, Erkenntnisse darüber zu gewinnen, ob und inwieweit in Bildungseinrichtungen für die pflegerischen Ausbildungen Inhalte des nationalen Expertenstandards „Dekubitusprophylaxe in der Pflege" im Unterricht umgesetzt werden. Die Literaturrecherche hat diesbezüglich keine Hinweise ergeben.

Forschungsfragen

*   Wie ist die Organisationsform der Bildungseinrichtungen? Welche pflegerischen Ausbildungen werden angeboten? Anzahl der Ausbildungsplätze? Welcher Rahmenlehrplan liegt der Bildungseinrichtung zu Grunde?
*   Welche Inhalte werden in welchem Ausbildungshalbjahr zum Thema Dekubitusprophylaxe im Rahmen des Schulcurriculums umgesetzt? Anzahl der dafür vorgesehenen Unterrichtsstunden à 45 Minuten? Welche Literatur bzw. sonstiges Material wird zur Unterrichtsvorbereitung benutzt?
*   Welche pädagogisch-didaktischen Methoden werden für die Umsetzung der Inhalte zum Thema Dekubitusprophylaxe eingesetzt?
*   Wurden die Bildungseinrichtungen der beteiligten Kooperationspartner mit am Implementierungsprojekt beteiligt?
*   Werden Grundlagen zum Thema „Expertenstandards in der Pflege" im Unterricht vermittelt?
*   Welche Inhalte des Expertenstandards lassen sich nur schwer im Unterricht umsetzen? Können Gründe dafür benannt werden?
*   Wurden die Lehrkräfte zum Thema Expertenstandard „Dekubitusprophylaxe in der Pflege" geschult?

Bei der Formulierung der Forschungsfragen wurde darauf geachtet, dass diese – zielorientiert – im Rahmen der geplanten Studie und mit den zur Verfügung stehenden Ressourcen beantwortet werden können (vgl. Flick u. a. 2005, 258 f.).

Befragt wurden die Bildungseinrichtungen der 16 Kooperationspartner, welche am Implementierungsprojekt des Expertenstandards „Dekubitusprophylaxe in der Pflege" von Mai bis Oktober 2000 teilgenommen haben. Die Kooperationspartner sind namentlich im Expertenstandard benannt (vgl. DNQP 2004, 102). Die Adressen der Bildungseinrichtungen wurden mit Hilfe des Internets recherchiert, die Namen der Schulleitung, soweit notwendig, durch ein persönliches Telefongespräch erfragt. Alle befragten Bildungseinrichtungen haben dadurch die gleichen Voraussetzungen, da der nationale Expertenstandard „Dekubitusprophylaxe in der Pflege" durch das Implementierungsprojekt bekannt ist. Dieser Aspekt ist ein wichtiger Beitrag zur Qualität der Untersuchung. Das Implementierungsprojekt wurde wissenschaftlich begleitet und evaluiert. Die Angaben dazu sind im Expertenstandard veröffentlicht.

4.2 Datenerhebung „Befragung mit schriftlichem Fragebogen"

Trotz erheblicher Kritik hat die Befragung in der Sozialforschung einen hohen Stellenwert. Nach wie vor werden zur Erhebung sozial- und wirtschaftsstatistischer Daten Befragungen durchgeführt. Nach Art der Kommunikation werden drei Typen von Befragungen unterschieden. Diekmann unterscheidet das persönliche „Face-to-face"-Interview, das telefonische Interview und die schriftliche Befragung. Er betont, dass gerade bei der schriftlichen Befragung ein „Comeback" zu beobachten ist (vgl. Diekmann 2004, 371 ff.).

Die Datenerhebung zur Untersuchung erfolgte mittels einer schriftlichen Befragung mit dem Erhebungsinstrument Fragebogen. Die Fragebogen wurden auf dem Postweg verschickt. Ein Anschreiben, an die Schulleitung adressiert, gibt konkrete Auskunft über die Forschungsuntersuchung und sichert die Anonymität im Umgang mit den Daten zu[3]. Ein frankiertes und adressiertes Rückkuvert wurde beigelegt. Die Gründe für die Befragung mit schriftlichem Fragebogen sind vielfältig. Die schriftliche Befragung ist eine einfache und kostengünstige Methode, um eine große Menge an Daten schnell und effizient zu sammeln. Schriftliche Befragungen können anonym und zur gleichen Zeit an verschiede-

---

[3] Download „Anschreiben zur Befragung" - www.mutzumhandeln.de

nen Orten durchgeführt werden. Dadurch war es möglich, im Rahmen der finanziellen und zeitlichen Ressourcen diese Erhebung durchzuführen. Die Anonymität der Einrichtungen ist gewährleistet und jede Einrichtung kann eigenständig und frei entscheiden, an der Befragung teilzunehmen oder nicht. Die Befragten können die Fragen besser durchdenken, was bei der Erhebung von Expertenwissen von Vorteil ist. Es wurde darauf geachtet, dass die Fragen verständlich und zielgerichtet formuliert sind. Die überwiegend offenen Fragen erlauben den Befragten, das Ausmaß der Antworten selbstbestimmt zu formulieren. Die offene Frage zum Abschluss des Fragebogens erlaubt den Befragten zusätzliche Faktoren zu benennen, die für die qualitative Auswertung oder eine Anschlussuntersuchung von Bedeutung sein können.

Die Konstruktion des Fragebogens hat sehr viel Zeit in Anspruch genommen. Dadurch sollten die Weichen für die Qualität der Befragung gestellt werden, um möglichst umfassende und qualitativ wertvolle Daten zu erheben. Nicht zuletzt ist auch die Rücklaufquote von der Qualität des Anschreibens und des Fragebogens abhängig. Eine direkte Rückfragemöglichkeit der Befragten bei Unklarheiten besteht nicht. Für Rückfragen wurde auf dem Fragebogen sowohl die E-Mail-Adresse als auch die Telefonnummer des Forschers angegeben. Zudem wurde bei der Gestaltung des Fragebogens darauf geachtet, dass dieser verständlich, gut strukturiert und selbsterklärend ist. Es gibt keinen persönlichen Kontakt zum Befragten, was auf Grund des zu erhebenden Datenmaterials jedoch nicht als relevant erscheint. Da die Rücklaufquote (Ausschöpfungsquote) von postalischen Befragungen im Allgemeinen als gering eingestuft wird, waren zusätzliche Maßnahmen erforderlich (vgl. Mayer 2003, 88 f.; vgl. Diekmann 2004, 439). Wie schon beschrieben wurde jeder Aspekt der schriftlichen Befragung so gestaltet, dass die Qualität der Antworten und die Rücklaufquote maximiert werden. Die von Diekmann vorgestellte „Total-Design-Methode" wurde bei der Konstruktion des Fragebogens und Implementation (Anschreiben und Versand) berücksichtigt und weitgehend umgesetzt (vgl. Diekmann 2004, 442). Zusätzlich wurde den Einrichtungen ein kostenloses Exemplar der Arbeit angeboten. Bei Interesse konnte dazu ein separates Formblatt ausgefüllt werden.

Aufbau einer schriftlichen Befragung

Mayer (2003) hat den Aufbau einer schriftlichen Befragung mit sieben Schritten beschrieben. Der vorliegende Fragebogen[4] wurde auf der Grundlage dieser Schritte entwickelt:

1. Präzisierung des Themas – „Worum geht es konkret?";
2. Formulierung von Forschungsfragen;
3. Operationalisieren der Forschungsfragen, Festlegen von thematischen Feldern;
4. Fragenformulierung (Arten der Fragen, formale Struktur von Fragen und Antworten, inhaltliche Struktur der Fragen);
5. Gestalten des Fragebogens („Fragebogen-Dramaturgie");
6. Überprüfen des Fragebogens (Pretest), d. h. kritische Kommentierung bezüglich
   - der Verständlichkeit von Fragen;
   - der Eindeutigkeit und Vollständigkeit;
   - der Antwortvorgaben;
   - der Ermittlung der Befragungsdauer;
7. Durchführung der Befragung (vgl. Mayer 2003, 89).

Mit Hilfe dieser Schritte wurde der Fragebogen konstruiert. Zwei Pretests wurde im Rahmen der Forschungskonsultationen mit den Studierenden durchgeführt.

4.3 Auswertung qualitativer Daten mit der Textsortiertechnik (TST)

Die Text-Sortier-Technik eignet sich für die Auswertung offener Fragen aus schriftlichen Befragungen oder Interviews. Mit der TST werden die verbalen, in Worte gefassten Daten übersichtlich dargestellt. Durch entsprechende Kennzeichnung ist es möglich, dass die Daten jederzeit auf die Datenquelle (die befragte Person bzw. das schriftliche Dokument) und auf die Frage, zu der die Antwort gegeben wurde, zurückzuführen sind. Die Daten werden nach zuvor gebildeten Kategorien geordnet und auf eine übersichtliche Weise vergleichbar und zusammenfassbar gemacht. Die TST besteht aus sechs Schritten. Diese sind in Abb. 3 im Überblick dargestellt (vgl. Beywl u. a. 2000, 62 f.).

---

[4] Download „Fragebogen zur schriftlichen Befragung" - www.mutzumhandeln.de

Abb. 3: Die sechs Schritte der Textsortiertechnik (TST)

1. Erhebungsbogen und Fragen kodieren
2. Text aufnehmen als Word-Dokument
3. Textpassagen in Sinneinheiten zerlegen und Zuordnung zur gestellten Frage prüfen
4. Kategoriensystem entwickeln
5. Dokumentation der aufbereiteten Textdaten erstellen
6. Kurzbeschreibung der Antwort-Kategorien erstellen
Daran kann sich ein Rohbericht oder, je nach Zielpublikum, ein entsprechender Ergebnisbericht anschließen.

Quelle: Beywl u. a. 2000, 63

Die einzelnen Schritte sollen an dieser Stelle nicht beschrieben werden. Von Bedeutung für die Ergebnisdarstellung der Umfrage ist jedoch die Kategorienbildung im Rahmen der Auswertung. Die Kategorien wurden entlang der Fragestellung und der Struktur des Fragebogens erstellt. Zunächst wurden sieben Kategorien zum Teil A „Allgemeine Angaben zur Bildungseinrichtung" erstellt. Kategorisiert wurden die unterschiedlichen Organisationsstrukturen der Bildungseinrichtungen. Neben den Schulen für Gesundheits- und Krankenpflege wurden Bildungszentren (Ausbildungen in der Gesundheits- und Krankenpflege, der Gesundheits- und Kinderkrankenpflege, der Krankenpflegehilfe) und Berufsfachschulen für Altenpflege und Altenpflegehilfe jeweils einer eigenen Kategorie zugeordnet. Daneben wurden die Anzahl der Ausbildungsplätze sowie die Rahmenlehrpläne weiterer Kategorien zugeordnet. Diese Kategorien geben einen Überblick über die organisatorischen Strukturen der Einrichtungen.

Schwerpunkt im Teil B bilden die Kategorien zum Thema „Dekubitusprophylaxe in der pflegerischen Ausbildung der Bildungseinrichtung". Dabei geben fünf Kategorien Auskunft über die Anzahl der Unterrichtsstunden zum Thema „Dekubitusprophylaxe" sowie zu Materialien/Literatur, welche zur Unterrichtsvorbereitung verwendet werden. Neben dem Ausbildungshalbjahr, in dem das Thema den Auszubildenden vermittelt wird, ergeben sich aus der Kategorie „Inhalte zum Thema Dekubitusprophylaxe" wertvolle Grundlagen für das Konzept zum

Transfermanagement. In der Kategorie „pädagogisch-didaktische Methoden zur Vermittlung der Inhalte" wurde eine breite Methodenvielfalt zum Transfer der Inhalte des Expertenstandards aufgeführt.

Den dritten Teil C bilden sechs Kategorien zum Thema „Der nationale Expertenstandard `Dekubitusprophylaxe in der Pflege' in der Bildungseinrichtung". Eine Kategorie zeigt die Beteiligung der Bildungseinrichtung am Implementierungsprojekt des nationalen Expertenstandard „Dekubitusprophylaxe in der Pflege". In einer weiteren Kategorie stehen die Anzahl der Unterrichtsstunden (á 45 Minuten) sowie Inhalte, die zum Thema Expertenstandard „Dekubitusprophylaxe in der Pflege" zusätzlich in der Stundenplanung eingeplant wurden. Die Kategorie „Probleme bei der Umsetzung des Expertenstandards im Unterricht" enthält bedeutende Aspekte, die bei der Erstellung des Konzeptes zum Transfermanagement berücksichtigt werden müssen. Einen weiteren Schwerpunkt bildet die Kategorie zum „Theorie-Praxis-Transfer" der im theoretischen Unterricht in der Schule gelernten Inhalte. Eine weitere Kategorie gibt einen Überblick über „Fortbildungen der Lehrkräfte zum Thema Expertenstandard". In der letzten Kategorie werden „Anregungen, Vorschläge zur Umsetzung des Expertenstandards in der pflegerischen Ausbildung" von den Lehrkräften zusammengefasst.

Das für die Auswertung entwickelte Kategoriensystem eignet sich auch, um mit einer Kurzbeschreibung die Inhalte zusammenzufassen. Dies entspricht dem sechsten Schritt der Text-Struktur-Technik. Auch die Zusammenfassung im Rahmen der Ergebnisdarstellung kann entlang der Kategorien strukturiert und übersichtlich dargestellt werden. Die Ergebnisdarstellung erfolgt im nächsten Kapitel.

5 ERGEBNISDARSTELLUNG DER SCHRIFTLICHEN BEFRAGUNG

Im Expertenstandard „Dekubitusprophylaxe in der Pflege" sind die 16 Kooperationspartner des Implementierungsprojektes benannt (vgl. DNQP 2004, 102). Zwei der Kooperationspartner haben ihre Pflegeschulen zu einem Bildungszentrum zusammengeschlossen, andere Kooperationspartner haben Verträge mit unterschiedlichen Bildungseinrichtungen. Deshalb wurden Fragenbogen an 17 Bildungseinrichtungen geschickt. Die Rücklaufquote beträgt 64,7 %. Eine Einrichtung hatte telefonisch mitgeteilt, dass sie sich an der Befragung nicht beteiligen möchten. Gründe dafür wurden nicht genannt.

A. Allgemeine Angaben zur Bildungseinrichtung

An der Befragung teilgenommen haben elf Bildungseinrichtungen (N = 11). Bei den Einrichtungen handelt es um Schulen für Gesundheits- und Krankenpflege, Berufsfachschulen für Altenpflege und Altenpflegehilfe sowie Bildungszentren, in denen die unterschiedlichen pflegerischen Ausbildungen angeboten werden. Jeweils die Hälfte der Einrichtungen sind einem einzigen Krankenhaus angegliedert bzw. werden im Verbund betrieben. Die Anzahl der Ausbildungsplätze variiert zwischen 66 und 270 in der Gesundheits- und Krankenpflege, zwischen 30 und 80 in der Gesundheits- und Kinderkrankenpflege und zwischen 100 und 120 Ausbildungsplätze in der Altenpflege. Daneben werden 30 Ausbildungsplätze in der Krankenpflegehilfe und zwischen 24 und 30 Ausbildungsplätze in der Altenpflegehilfe angeboten. In allen Bildungseinrichtungen finden sich unterschiedliche curriculare Strukturen. In sechs Einrichtungen werden landesspezifische Lehrpläne umgesetzt, in vier Schulen findet der Lehrplan „Gemeinsame Pflegeausbildung" (Oelke, Menke 2002) Anwendung. Daneben werden neben schuleigenen Curricula auch das „AKOD" und das „Ahauser-Basis-Curriculum" genannt. In drei Fällen werden unterschiedliche Curricula kombiniert.

B. Angaben zum Thema „Dekubitusprophylaxe in der pflegerischen Ausbildung"

Die Anzahl der angegebenen Unterrichtsstunden (á 45 Minuten) zum Thema Dekubitusprophylaxe schwankt zwischen 6 und 28 Stunden. Der errechnete Durchschnittswert beträgt 14 Stunden. Zur Unterrichtsvorbereitung werden vielfältige Materialien und unterschiedliche Literatur verwendet. Neben den Pflegelehrbüchern „Thiemes Pflege" (8 Nennungen) und „Pflege heute" (7 Nennungen) wurde der Expertenstandard „Dekubitusprophylaxe in der Pflege" (7 Nennungen) angegeben. Neben „Thiemes Altenpflege" (3 Nennungen) wird das Buch „Die Pflege des alten Menschen" (1 Nennung) genannt. Daneben werden unterschiedliche Literatur und Medien zum Thema „Dekubitusprophylaxe" verwendet. Das Thema wird überwiegend im ersten und zweiten Ausbildungshalbjahr unterrichtet, an einer Schule im vierten Ausbildungshalbjahr.

Die Angaben zu den Inhalten des Themas „Dekubitusprophylaxe" bilden in allen Fällen eine Einheit mit unterschiedlichen Themen und Themenschwerpunkten. Deshalb wurden im Rahmen der Auswertung keine weiteren Unterkategorien dazu gebildet. In sieben Einrichtungen werden die klassischen inhaltlichen Schwerpunkte, wie sie bereits bei der Analyse der Lehrbücher benannt wurden, unterrichtet. Neben den Begriffsdefinitionen werden die Entstehung und Stadieneinteilung genannt. Einen weiteren Schwerpunkt bilden die gefährdeten Körperstellen sowie die Risikofaktoren. Im Rahmen der Pflegemaßnahmen geht es insbesondere um die Lagerung und Bewegungsförderung, aber auch um die Ernährung und Hautpflege. Neben der Einschätzung der Effektivität der Maßnahmen wird in diesem Zusammenhang bereits die Behandlung eines Dekubitus mit unterrichtet. Einige Bildungseinrichtungen gliedern die Inhalte nach dem Lernfeldkonzept sowie auf der Basis des Expertenstandards. In einer Einrichtung wird den Lernenden im zweiten Ausbildungsjahr ein Kinästhetik-Grundkurs angeboten. Weitere Einrichtungen bieten Kinästhetik-Grundlagenseminare an. In drei Einrichtungen wird das Thema „Wunde und Wundbehandlung" mit in die Lerneinheit integriert.

In der Kategorie „pädagogisch-didaktische Methoden zur Vermittlung der Inhalte" wurde eine Vielfalt von unterschiedlichen didaktischen Konzepten und Sozialformen angegeben, die auf eine individuelle und schülerorientierte Unterrichtsvorbereitung der Lehrkräfte hinweisen. Die Fragestellung war jedoch nicht differenziert genug, um eine abschließende Beurteilung über geeignete/nicht geeignete pädagogisch-didaktische Methoden zur Vermittlung der Inhalte zu bekommen. Dies müsste in einer weiteren Forschungsuntersuchung nachgewiesen werden.

C. Der nationale Expertenstandard „Dekubitusprophylaxe in der Pflege" in der Bildungseinrichtung

Von den 11 Bildungseinrichtungen wurden sechs am Implementierungsprojekt des Expertenstandards „Dekubitusprophylaxe in der Pflege" beteiligt. Die Teilnahme ist jedoch sowohl vom zeitlichen als auch inhaltlichem Rahmen sehr unterschiedlich. Fünf der Einrichtungen wurden am Implementierungsprojekt nicht beteiligt.

In allen Einrichtungen werden zwischen einer und vier Unterrichtsstunden (á 45 Minuten) zur Unterrichtseinheit „Expertenstand" unterrichtet. Zum Teil werden diese Inhalte jedoch in das Thema „Dekubitusprophylaxe" integriert, so dass eine genaue Zahl nicht angegeben wurde. Die Inhalte zum Thema sind sehr unterschiedlich, wobei die Themenbereiche „Pflegequalität", „wissenschaftliche Erkenntnisse" sowie die „Professionalisierung" im Mittelpunkt stehen.

In der Kategorie der „Probleme bei der Umsetzung des Expertenstandards im Unterricht" wurde zum Teil sehr differenziert eine Vielfalt von Problemen beschrieben. Schwerpunkt bildet der für die Schüler zu umfassende „theoretische Überbau" des Standards, der „Verständnisprobleme bei den Lernenden auslöst" („wissenschaftlicher Hintergrund", „Literaturanalyse", „die eigentlichen Pflegemaßnahmen, da sie sehr speziell sind und ein hohes Maß an Hintergrundwissen brauchen"). Zudem steht nur „eine begrenzte Anzahl theoretischer Stunden" zur Umsetzung der Inhalte zur Verfügung. Daneben wird thematisiert, dass „Schüler und Kollegen auf Station häufig ein Problem mit Standards haben, da sie sie angeblich einschränken". Zu den inhaltlichen Problemen werden der „Umgang mit den Risikoskalen" und die „individuelle Auswahl druckreduzierender Hilfsmittel" genannt, die „Erarbeitung eines Bewegungsplanes" sowie „fehlende wissenschaftliche Erkenntnisse" zur „Einleitung weitergehender Interventionen". Ein weiteres Problem liegt in der „Anleitung und Beratung von Patienten und Angehörigen", da die Grundlagen dazu erst zu einem späteren Zeitpunkt in der Ausbildung vermittelt werden. Die Schwierigkeiten bei der praktischen Umsetzung auf den Stationen werden an dieser Stelle als „Theorie-Praxis-Konflikt" bezeichnet. Auf diesen wird in der nächsten Kategorie separat eingegangen. Die Antworten zum „Theorie-Praxis-Transfer" sind sehr unterschiedlich, so dass eine abschließende Einschätzung auf Grund der erhobenen Daten nicht möglich ist. Auch bei der Kategorie „Fortbildungen zum Thema Expertenstandard `Dekubitusprophylaxe in der Pflege´ für die Lehrkräfte" lässt sich kein einheitliches Bild erkennen, so dass auch in dieser Kategorie eine Zusammenfassung nur sehr schwer möglich ist.

In der abschließenden Kategorie „Anregungen, Vorschläge zu Umsetzung des Expertenstandards in der pflegerischen Ausbildung" werden von vier Einrichtungen das dazugehörigen Lernfeld bzw. die Lernsituation benannt. Bei der Zuordnung des Themas gibt es jedoch Unterschiede. Einerseits wird das Thema in die Lernsituation „Unterstützung bei Diagnostik und Therapie in der Wundbehandlung" eingebettet, andererseits im Lernfeldkonzept in Zusammenhang mit dem Thema „Pflegequalität sichern" oder um „Professionalisierung und Akademisierung der Pflege" zukunftsorientiert zu vermitteln. In einer Einrichtung wird ein Praxisauftrag für die Auszubildenden am Ende des ersten Ausbildungsjahres formuliert.

Die Fragebogen wurden sehr umfassend und differenziert beantwortet, so dass das Ziel der qualitativen Untersuchung im Rahmen der zur Verfügung stehenden Ressourcen erreicht wurde. Durch die Befragung liegt ein umfassendes Expertenwissen zum Thema „Dekubitusprophylaxe in der pflegerischen Ausbildung vor", an das weitere Forschungsuntersuchungen anknüpfen können. Die Forschungsfragen wurden durch die Befragung weitgehend beantwortet[5].

Zur Vertiefung von einzelnen Themenschwerpunkten könnten nun Experteninterviews in den Bildungseinrichtungen durchgeführt werden. Die Erkenntnisse aus der schriftlichen Befragung waren jedoch für die vorliegende Arbeit ausreichend und sind für die Entwicklung des Konzeptes von Bedeutung. Schwerpunkt im Rahmen der Ergebnisdarstellung ist nun die Entwicklung des Konzeptes zum Transfermanagement der Inhalte des nationalen Expertenstandards „Dekubitusprophylaxe in der Pflege" für die pflegerische Ausbildung. Dazu soll zunächst auf die Grundlagen und Hinweise zum Umgang mit dem Konzept eingegangen werden. Danach werden dann die Präambel, die Standardaussage mit Begründung und die sieben Kriterienebenen umgesetzt.

---

5 Download „Datenanalyse der qualitativen Forschungsuntersuchung" - www.mutzumhandeln.de

6 TRANSFERMANAGEMENT VON INHALTEN DES NATIONALEN EXPERTENSTANDARDS „DEKUBITUSPROPHYLAXE IN DER PFLEGE" FÜR DIE PFLEGERISCHE AUSBILDUNG

6.1 Grundlagen und Hinweise zum Umgang mit dem Konzept

Das Konzept bietet eine Grundlage zum Wissenstransfer von exemplarischen Inhalten des nationalen Expertenstandards „Dekubitusprophylaxe in der Pflege". Es versteht sich als ein kreativer und offener Planungsvorschlag und kann selbstverständlich im Rahmen der einrichtungsspezifischen Schulcurricula – was die zeitlichen, methodischen und inhaltlichen Schwerpunkte betrifft – entsprechend modifiziert werden. Lehrende in den Bildungseinrichtungen können die Inhalte und die pädagogisch-didaktischen Überlegungen nutzen und diese im Rahmen des pflegepädagogischen Konzeptes der jeweiligen Bildungseinrichtung realisieren. Das Konzept kann zudem eingesetzt werden, um Unterrichtsvorbereitungen zum Thema „Dekubitusprophylaxe" auf der Basis der Inhalte und der Struktur des Expertenstandards zu ergänzen. Das gesamte Konzept stellt die Grundlage für eine Lernsituation zum Thema „Dekubitusprophylaxe in der pflegerischen Ausbildung" dar.

Durch die Struktur des Expertenstandards wird die Lernsituation in Themenschwerpunkte unterteilt. Im Einzelnen sind dies neben der Präambel und der Standardaussage mit Begründung auch die sieben Kriterienebenen. Jedem Themenschwerpunkt werden Lerninhalte zugeordnet. Diese basieren auf den Inhalten des Expertenstandards. Die „Standardaussage mit Begründung" und die „Kriterien" sind in der Einführung zu Beginn zitiert. Eine Zusammenfassung der „Präambel" für die Lernenden sowie eine Übersicht über die Standardaussage mit Begründung und die sieben Kriterienebenen befindet sich im Reader (s. Anhang I, 137 ff.). Neben einem didaktischen Kommentar und der Zielsetzung werden die Lerninhalte im Überblick dargestellt. Ergänzend zu den Lerninhalten werden, dort wo notwendig, auch Lernvoraussetzungen und Anschlussthemen genannt, die im Zusammenhang mit dem Themenbereich stehen. In einem grauen Kasten werden die Inhalte der „exemplarischen Lerneinheit" vorgestellt. Zusätzlich dazu sind mögliche Lernziele formuliert sowie Wissensgrundlagen und Möglichkeiten zur Umsetzung beschrieben.

Die möglichen Lernziele sollen einerseits helfen die umfassenden Inhalte zu strukturieren, andererseits kann im weiteren Verlauf der Ausbildung bzw. in der betrieblichen Fort- und Weiterbildung daran angeknüpft werden, um Inhalte zu vertiefen bzw. zu ergänzen. Eine vollständige Bearbeitung aller Lernziele und der entsprechenden Wissensgrundlagen ist nicht Ziel dieser Arbeit. Selbstverständlich ist es notwendig, neben dem Expertenstandard weitere Literatur zur Stoffanalyse zu nutzen. Der Expertenstandard bietet dazu ein umfassendes Literaturverzeichnis an (vgl. DNQP 2004, 62 ff.). Eine weitere Wissensgrundlage bilden auch die Ausführungen in dieser Arbeit. Zusätzliche Informationen zu Anschlussthemen wurden als „Pflegewissenschaftlicher Exkurs" mit in das Konzept integriert.

Pädagogisch-didaktische Hinweise zum Wissenstransfer der exemplarischen Lerneinheit bilden den Abschluss des jeweiligen Themenschwerpunktes. Zur besseren Übersicht wurden diese Überlegungen grau unterlegt. Dabei werden schülerorientierte Methoden zum Wissenstransfer eingesetzt. Die Möglichkeit A. bietet Lernaufgaben, die im problemorientierten Lernen (POL) bearbeitet werden können. In Lerngruppen von 7 bis 12 Lernenden können diese als Studienaufgabe (z.B. Präambel) bzw. Problemaufgaben nach dem Siebensprung (s. Anhang I, 137 ff.) bearbeitet werden. Allerdings muss für die Bearbeitung im POL genügend Zeit eingeplant werden.

Die Möglichkeit B. bietet sich an um die Inhalte auf der Basis der Fallgeschichte „Es ist schon gerötet..." umzusetzen (s. Anhang I, 155). Diese Fallgeschichte kann von den Lernenden im Rahmen einer Gruppenarbeit bearbeitet werden und bildet den „roten Faden" durch die Lernsituation. Sie wurde nicht als klassische Lernaufgabe im Sinne des POL formuliert, kann jedoch alternativ auch mit Hilfe der Schritte 1-5 des Siebensprungs bearbeitet werden. Mit Hilfe der Lernfragen die durch die Lernenden bis zum 5. Schritt formuliert wurden (z.B. auf Plakaten, Moderationskarten), wird dann von der Lehrkraft, mit unterschiedlichen Methoden, der Verlauf der Lernsituation gesteuert, so dass am Ende die Fragen der Lernenden beantwortet sind. Ziel ist es, dass in einer Wechselwirkung von Zielen, Inhalten, Methoden und Organisationsbedingungen der Unterrichtsprozess auf den verschiedenen Handlungsebenen unterschiedliche Formen annimmt und somit n. Meyer als schülerorientierter Unterricht legitimiert ist (vgl. Meyer 2003, 315).

Hinweise

Ergänzend zu den pädagogisch-didaktischen Überlegungen wurde zur Lernsituation ein folienunterstützter Lehrervortrag entwickelt[6]. Der Lehrervortrag kann zur Ergänzung, Zusammenfassung oder zum gelenkten Lehrer-Schülergespräch eingesetzt werden.

Allerdings gehört ein folienunterstützter Lehrervortrag nicht zu den schülerorientierten Unterrichtsmethoden. Im Rahmen der didaktischen Analyse zur Unterrichtsvorbereitung müssen Lehrende überprüfen, an welcher Stelle und in welchem Umfang dieser folienunterstützte Lehrervortrag wirklich von Nutzen für den Lernprozess der Auszubildenden ist.

Reader POL wird meist in Lernblöcke bzw. modularisierte Lerneinheiten eingeteilt. Ein Thema wird über eine bestimmte Sequenz bearbeitet. Zur Vorbereitung der Lerneinheit kann durch den Lernbegleiter ein Reader zusammengestellt werden. Kern des Readers bilden
- die Lernaufgabe/Lernaufgaben oder eine Problembeschreibung;
- eine kurze Einführung in das Thema;
- die Stundenpläne, Gruppeneinteilungen, Listen mit Literaturempfehlungen, audio-visuelle Medien, Computerprogramme;
- ggf. ein Überblick über Praktika, Seminare, Exkursionen.

---

6 Download „Folien zum Lehrervortrag" - www.mutzumhandeln.de

Der Reader ist keine Zusammenfassung und kein Vorlesungsskript. Vielmehr gibt er Hinweise darauf, wie man sich den Lernstoff zu einem bestimmten Thema erarbeiten kann, beinhaltet den Lernstoff selbst aber nicht (vgl. Moust u. a. 1999, S. 3).

Der Reader (s. Anhang I, 137) muss für die Lernsituation vom Lernbegleiter individuell zusammengestellt und angepasst werden. Ebenso können Literaturempfehlungen ergänzt werden.

6.2 Wissenstransfer von Inhalten der „Präambel"

6.2.1 Einführung, Lerninhalte und mögliche Lernziele

Didaktischer Kommentar und Zielsetzung

Die Präambel, als Einleitung, bildet die Grundlage des Konzeptes. Neben inhaltlichen und formalen Hinweisen zur Gestaltung des Expertenstandards wird die „individuelle Pflege" auf der Grundlage der Orientierung an den Bedürfnissen des Patienten/Betroffenen als allgemeine Zielsetzung genannt. Die Inhalte der Präambel richten sich an Pflegefachkräfte mit Vorkenntnissen (vgl. DNQP 2004, 37 f.). Die Präambel wurde für die Lernenden angepasst (s. Anhang I, 141). Relevante Inhalte der Präambel müssen jedoch, je nach Ausbildungsstand und zeitlichen Ressourcen, im Unterricht umgesetzt werden. Die Informationen aus der Präambel sind für den Umgang mit dem Expertenstandard unbedingt erforderlich.

Die Lernenden sollen die Bedeutung der Präambel für die Umsetzung der Kriterienebenen des Expertenstandards kennen lernen. Da in der Präambel die Pflegefachkräfte als Zielgruppe genannt werden, wissen die Lernenden auch um die Bedeutung des lebenslangen Lernens. Bereits an dieser Stelle beginnt die Verzahnung der pflegerischen Ausbildung mit der beruflichen Fort- und Weiterbildung.

Lerninhalte – Lernvoraussetzungen

- Grundlagen der Pflegeprozessmethode, inkl. Evaluation sowie Dokumentation in der Pflege;
- Grundlagen einer individuellen, bedürfnisorientierten Pflege von Patienten/Betroffenen;
- Professionalisierung in der Pflege; Grundlagen der Pflegewissenschaft und Pflegeforschung.

Exemplarische Lerneinheit

- Informationen zum Deutschen Netzwerk für Qualitätsentwicklung (DNQP), dessen Kooperationspartner sowie Zielsetzung und Aufgaben; Zusammensetzung der Expertengruppe;
- „Standards, Leitlinien, Expertenstandard, Handlungsrichtlinien ..." – geschichtlicher Rückblick und Begriffsklärung;

- Expertenstandards für die pflegerische Qualitätsentwicklung;
- Qualität in der Pflege; Grundlagen zu Struktur-, Prozess-, Ergebnisqualität.

Lerninhalte – Anschlussthemen

- Bedeutung des Expertenstandards zur Schaffung einer geeigneten Infrastruktur in einer Einrichtung durch das Management (z. B. Bedeutung „Infrastruktur", Voraussetzungen, Maßnahmen);
- Bedeutung des Expertenstandards bei der Entwicklung von geeigneten einrichtungsspezifischen Instrumenten (z.b. Bewegungsplan);
- Expertenstandards für die Pflege (monodisziplinär; vgl. interdisziplinär); Vertiefung des Prozesses „Entwicklung – Konsentierung – Implementierung";
- Bedeutung der Literaturanalyse als wissenschaftliche Basis von Expertenstandards.

Mögliche Lernziele

Die Lernenden

- kennen das DNQP und wissen um dessen Bedeutung für die pflegerische Qualitätsentwicklung;
- verstehen, dass die Inhalte der Präambel eine wichtige Grundlage für den Umgang mit dem Expertenstandard sind;
- kennen die Bedeutung des Expertenstandards in Abgrenzung zu Handlungsrichtlinien, die in der Pflegepraxis fälschlicherweise oftmals als „Standards" bezeichnet werden;
- kennen das zentrale Ziel des Expertenstandards einen Dekubitus zu verhindern und wissen um Einschränkungen bei bestimmten Personengruppen;
- kennen die allgemeine Zielsetzung und Begründung des Expertenstandards im Rahmen einer individuellen, bedürfnisorientierten Pflege von Patienten/Betroffenen;
- kennen die Bedeutung der Literaturanalyse als wissenschaftliche Basis des Expertenstandards sowie die Zusammensetzung und Funktion der Expertengruppe.

6.2.2 Wissensgrundlagen für die Lernbegleiter

Informationen zum DNQP

Das Deutsche Netzwerk für Qualitätsentwicklung in der Pflege (DNQP) ist ein bundesweiter Zusammenschluss von Fachkollegen/innen in der Pflege, die sich mit dem Thema Qualitätsentwicklung auseinandersetzen. Übergreifende Zielsetzung ist die Förderung der Pflegequalität auf der Basis von Praxis- und Expertenstandards in allen Einsatzfeldern der Pflege. Die inhaltliche Steuerung erfolgt durch den Lenkungsausschuss, dessen Mitglieder aus Pflegewissenschaft, -management, -lehre und -praxis in unterschiedlichen Aufgabenfeldern der Pflege tätig sind und sich dort mit Fragen der pflegerischen Qualitätsentwicklung befassen. Für die Durchführung wissenschaftlicher Projekte und Veröffentlichungen steht ein wissenschaftliches Team an der Fachhochschule Osnabrück zur Verfügung. Das DNQP führt einen kontinuierlichen Fachdialog über aktuelle Qualitätsthemen mit Partnerorganisationen auf europäischer Ebene. Auf nationaler Ebene bestehen Kooperationsbeziehungen zum Deutschen Pflegerat e. V. (DPR) und zur Bundeskonferenz für Qualitätssicherung im Gesundheits- und Pflegewesen e.V. (BUKO-QS) (vgl. www.dnqp.de; Datum: 8.4.2006).

Abb. 4: Deutsches Netzwerk für Qualitätsentwicklung in der Pflege (DNQP) und Kooperationspartner.

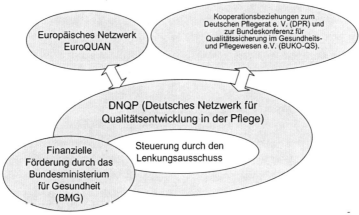

Quelle: Eigene Zusammenstellung

Zentrale Aufgabenschwerpunkte des DNQP

- Entwicklung, Konsentierung und Implementierung evidenz-basierter Expertenstandards;
- Beforschung von Methoden und Instrumenten zur Qualitätsentwicklung und -messung (vgl. www.dnqp.de; Datum: 8.4.2006).

Standards in der Pflege – geschichtlicher Rückblick und Definitionen

Neben Pflege- und Qualitätsstandards, Durchführungs- und Ablaufstandards, handlungs-spezifischen und allgemeinen Standards, Universal- und Richtlinienstandards, nationalen, lokalen und internationalen Standards, Standardpflegepläne, Expertenstandards und Praxisstandards werden auch Begriffe wie Leitlinien und Handlungsrichtlinien („procedures") in der pflegerischen Literatur verwendet. Diese Sprachverwirrung ist nicht nur eine Frage von unterschiedlichen Begriffen, sondern auch von unterschiedlichen Inhalten, die teilweise ohne klare Abgrenzungen demselben Begriff zugeordnet werden (vgl. Bartholomeyczik 2002, 12-16).

Geschichtlicher Rückblick

Qualitätsentwicklung in der Pflege gewinnt seit Anfang der 90er Jahre des 20. Jahrhunderts auch in Deutschland an Bedeutung. Um pflegerische Arbeitsschritte zu systematisieren, wurden in den 1980er Jahren Möglichkeiten zur Vereinheitlichung von Arbeitsweisen erarbeitet und eingeführt (z. B. einheitliche Durchführung von Pflegemaßnahmen). Es entstanden Handlungsrichtlinien „procedures" (Arbeitsablaufbeschreibungen, technische Anweisungen, Anweisungen zur Hygiene, Dienstanweisungen), die fälschlicherweise als „Standard" bezeichnet werden. Diese Richtlinien sorgen für einheitliche Abläufe und methodische Sicherheit in Bereichen, in denen optimale Ergebnisse durch Einhaltung exakt vorgegebener Schritte und routiniertes Handeln erzielt werden können. Daneben sollten Menschen ohne Pflegekenntnisse Handlungsabläufe als Rituale lernen und anwenden können. Auch in den pflegerischen Ausbildungen werden häufig noch Ablaufbeschreibungen, beispielsweise in Form von „Handlungsketten", im theoretischen Unterricht eingesetzt (vgl. Bartholomeyczik 2002, 14).

Begriffsdefinitionen
Standard (engl.): Qualitätsstufe, Vergleichsmaß (vgl. Random House, 1984). Ein Standard stellt eine Norm, eine Richtlinie vor, die befolgt werden sollte.

Expertenstandards sind nach DNQP (2000), ein *„professionell abgestimmtes Leistungsniveau, das den Bedürfnissen der damit angesprochen Bevölkerung angepasst ist und Kriterien zur Erfolgskontrolle dieser Pflege mit einschließt"* *(DNQP, 2000).* Diese Definition beinhaltet das Leistungsniveau, welches auf einem Expertenkonsens beruht und die Forderung nach dessen Umsetzung (Operationalisierung). Das Leistungsniveau muss messbar und damit überprüfbar sein. Als Grundnorm der Pflege muss es den Bedürfnissen der betreffenden Personen angepasst sein (vgl. Bartholomeyczik, 2002, 12–16). Neben Expertenstandards als Instrumente zur nationalen Qualitätsentwicklung werden Praxisstandards zur betrieblichen/internen Qualitätsentwicklung unterschieden:

Expertenstandards
- sind Instrumente der nationalen Qualitätsentwicklung und sollen das Qualitätsniveau zu zentralen Problemen der Pflege einrichtungsübergreifend festlegen;
- beschreiben auf der Grundlage des nachweisbaren Wissensstandes die bestmögliche Lösung eines Problems (z. B. die Vermeidung eines Dekubitus); es werden Fachkenntnisse vorausgesetzt;
- müssen kontinuierlich in Bezug auf ihre wissenschaftlich belegte Richtigkeit evaluiert und aktualisiert werden („State of Art");
- geben die Zielsetzung komplexerer pflegerischer Aufgaben, das professionelle Niveau sowie Handlungsalternativen und -spielräume an;
- werden für zentrale Qualitätsfragen formuliert und orientieren sich mit Hilfe messbarer Kriterien an den Qualitätsdimensionen Strukturqualität, Prozessqualität, Ergebnisqualität;
- werden von ausgewiesenen Fachpersonen erstellt; einfacher Aufbau und verständliche Fachsprache;
- machen das Qualitätsniveau einer Einrichtung nach außen, etwa für Patient/innen oder Bewohner/innen oder auch Kostenträger, transparent.

Praxisstandards

- sind Instrumente zur betrieblichen/internen Qualitätsentwicklung;
- werden von Pflegepraktikern entwickelt und im jeweiligen Team diskutiert;
- es liegt ein realistisch zu erreichendes Qualitätsniveau der Einrichtung vor, mit wissenschaftlicher Begründung; das Qualitätsniveau soll schrittweise mit geeigneten Methoden erreicht werden (z. B. Stationsgebundene Qualitätsentwicklung „SQE")
- regelmäßige Evaluation und Aktualisierung der Praxisstandards, um das betriebliche Qualitätsniveau zu erhöhen (vgl. Elsbernd 2005, 67–72).

Fazit für die Praxis

- Standards sind Instrumente zur wissensbasierten Problemlösung und sollen einen Lern-/ Denkprozess in Gang setzen;
- Leitlinien (zur Qualitätsentwicklung im medizinischen Bereich) oder Standards können als Landkarte dienen; als Möglichkeit zum Ausgleich praktischer und theoretischer Defizite; als Lernanleitung zum lebenslangen Lernen; als Gedächtnisstütze und Sicherheitsnetz zur Ergänzung und Erweiterung von Sachkenntnissen (bei Fehlen von Experten/innen);
- Standards als Wegweiser durch schwierige komplexe Situationen (Kompass); als Grundlage für eine Übereinstimmung bei fehlendem gemeinsamen Verständnis;
- Kein Standard kann ein Lehrbuch ersetzen, aber er kann eine bedeutsame Grundlage für wissensbasierte Inhalte in Lehrbüchern sein (vgl. Bartholomeyczik 2002, 12–16).

Pflegewissenschaftlicher Exkurs
Qualität
Definition nach DIN EN ISO 9004 Teil 2/8402 (Deutsche Industrie Norm – Euro Norm – International Standard of Organisation): *„Qualität ist die Gesamtheit von Eigenschaften und Merkmalen eines Produktes oder einer Dienstleistung, die sich auf deren Eignung zur Erfüllung festgelegter oder vorausgesetzter Erfordernisse beziehen".*

Qualität in der Pflege

„Pflegequalität ist die Übereinstimmung zwischen der tatsächlichen Pflege und den dafür vorher formulierten Kriterien" (Kerres 1999, 19).

Dimensionen von Pflegequalität:

* Die **Strukturqualität** bezieht sich auf strukturelle betriebliche Rahmenbedingungen, unter denen Pflege stattfindet (z. B. Organisationsform der Einrichtung, das Ausbildungsniveau der Mitarbeiter, der Personalschlüssel, die bauliche, technische und materielle Ausstattung). Durch entsprechende Strukturkriterien lässt sich feststellen, ob die vorhandenen Ressourcen für eine optimale Leistungserbringung geeignet sind.
* Die **Prozessqualität** bezieht sich auf die Durchführung der pflegerischen Handlungen am jeweiligen Patienten/Betroffenen. Prozesskriterien bilden die Grundlage für die Messung der Qualität von pflegerischen Handlungen.
* Die **Ergebnisqualität** beschreibt, wie das Resultat aussehen soll (z. B. Zufriedenheit von Mitarbeitern, von Patienten/Betroffenen, das konkrete Ergebnis der Pflegeversorgung). Die Ergebniskriterien stellen die eindeutigste Bezugsbasis für eine Qualitätsbeurteilung dar (vgl. Kerres 1999, 24 f.).

Qualität in der Pflege – was ist das?

* Pflegerische Maßnahmen sind begründet;
* Wissenschaftliches Fachwissen sowie berufliches Erfahrungs- und Alltagswissen von Pflegefachkräften werden im Rahmen der Pflegeprozessmethode individuell und bedürfnisorientiert an die Patienten/Betroffenen angepasst;
* Qualifizierende Pflege wird im Dialog mit den Patienten/den Betroffenen entwickelt;
* Information, Beratung und Anleitung sind wesentliche Bestandteile – die Ressourcen der Patienten/der Betroffenen werden einbezogen (vgl. Lubatsch 2004, 21).

Evidenz-basierte Pflege (EbP)

„Evidence-based" ist der „gewissenhafte, ausdrückliche und vernünftige Gebrauch der gegenwärtig besten externen, wissenschaftlichen Evidenz für Entscheidungen in der Versorgung individueller Patienten" (Sackett in Panfil u. a. 2001, 33)

- Evidenz-basierte Pflege bietet ein sinnvolles Konzept zur methodischen Analyse von wissenschaftlichen Studien (angesichts der jungen Pflegeforschung sollten die Erwartungen nicht allzu hoch gesteckt werden);
- Evidenz-basierte Pflege als Instrument zur Entwicklung und Sicherung einer Pflege, basierend auf aktuellstem Wissen. Pflegekräfte müssen sich dieser Herausforderung stellen, da nur Berufsangehörige forschungs- und evidenzbasierte Pflege einfordern können.

Dazu ist es notwendig, dass Pflegekräfte erkennen,

- dass berufliche Pflege identifizierbare pflegerische Probleme zu lösen hat;
- dass pflegerische Maßnahmen positive und negative Auswirkungen für die Leistungsempfänger haben;
- dass das Nichterbringen pflegerischer Leistungen mit Nachteilen für das Wohlbefinden, die Selbständigkeit und Unabhängigkeit der Pflegeempfänger verbunden ist.

Durch evidenz-basierte Pflege wird deutlich, dass alle Ebenen pflegerischer Arbeit gleichermaßen sowohl ihre Leistungen im Sinne einer verbesserten klinischen Praxis erbringen als auch ihre jeweilige Arbeit kritisch hinterfragen müssen.

Evidenz-basiertes pflegerisches Handeln wird erst möglich, wenn

- Pflegepraktiker/innen Möglichkeiten einfordern, aktuellstes Wissen zu entdecken und anwenden zu können und die Managementebene dazu die technischen und qualifikatorischen Möglichkeiten zur Verfügung stellt;
- akademisch ausgebildete Pflegekräfte die evidente Studienlage einer klinischen Problematik auf Basis internationaler Studien untersuchen können (vgl. Panfil 2001, 36).

Zusammenfassung – Bedeutung der Präambel für die Pflegepraxis
- Der Expertenstandard richtet sich zunächst an alle Pflegefachkräfte (sowie Auszubildende und Hilfskräfte im Rahmen ihrer Verantwortlichkeit) und setzt Pflegewissen voraus;
- Die Inhalte basieren auf einer umfassenden Literaturanalyse der nationalen und internationalen Fachliteratur sowie der Praxisexpertise der Expertengruppe;
- Zentrales Ziel ist die *„Verhinderung eines Dekubitus, da der Entstehung eines Dekubitus in der Regel entgegengewirkt werden kann"* (DNQP 2004, 37);
- Die Präambel enthält Informationen über die inhaltliche und formale Gestaltung des Expertenstandards und gibt Anhaltspunkte für den Aufbau einer geeigneten Infrastruktur in einer Einrichtung für eine kontinuierliche und nachhaltige Qualitätsentwicklung in der Pflege.
- Für die pflegerischen Ausbildungen bedeutet ein Expertenstandard den Wissenstransfer von pflegewissenschaftlichen Erkenntnissen in die Pflegepraxis. Auszubildende lernen schon zu Beginn der Ausbildung, dass Qualität in der Pflege im lebenslangen Lernprozess mit entwickelt werden muss. Neben aktuellen Inhalten werden national einheitliche pflegewissenschaftliche Erkenntnisse in den Ausbildungen vermittelt, um so ein einheitliches Qualitätsniveau in allen pflegerischen Bereichen zu erreichen. Der Expertenstandard enthält evidenzbasierte Inhalte und muss Grundlage für die Stoffanalyse der Lehrkräfte sein.

Die allgemeine Zielsetzung des Expertenstandards besteht in *„einer individuellen Pflege, die sich bei Bedarf auch an Angehörige von Patienten/Betroffenen richtet"* (DNQP 2004, 37).

Grundlagen einer individuellen Pflege
- Die theoriegeleitete Anwendung der Pflegeprozessmethode, einschließlich Bewertung des Pflegeerfolges;
- Orientierung an körperlichen psychischen, sozialen, seelischen und spirituellen Bedürfnissen der Patienten/Betroffenen;
- Die aussagekräftige Dokumentation des Pflegeprozesses als wichtige Datenquelle für die Qualitätsmessung;

- Zusammenarbeit mit anderen Gesundheitsberufen.

Der Expertenstandard beschreibt den Beitrag der Pflege zur Dekubitusprophylaxe (vgl. DNQP 2004, 37 f.).

6.2.3 Pädagogisch-didaktische Überlegungen

Die Inhalte der Präambel sind für die Lernenden zusammengefasst. Je nach Ausbildungsstand kann es notwendig sein, diese um weitere Inhalte zu reduzieren, um dann zu einem späteren Zeitpunkt der Ausbildung daran anzuknüpfen und zu vertiefen.

Alle Unterlagen befinden sich in einem Reader, der für die Lernenden, je nach Ausbildungsjahr und Methode, von der Lehrkraft zusammengestellt bzw. ergänzt werden kann. Ziel ist es, dass sich die Lernenden mit den Inhalten des Readers schon vor der ersten Unterrichtsstunde beschäftigen können (s. Anhang I, 138 ff.).

Möglichkeiten zum Wissenstransfer
A. Problemorientiertes Lernen (POL)
Hinweis
Von Vorteil ist es, wenn alle Beteiligten die Methode des POL kennen. Allerdings eignet sich dieses Konzept auch, um die Methode des POL kennen zu lernen und diese im Unterricht einzusetzen. Optimal wäre ein Schulkonzept, das auf der Methode des POL basiert.

Lernaufgabe 1
Bearbeitung der Präambel (s. Anhang I, 141 ff.) durch die Auszubildenden als Studienaufgabe.

Studienaufgaben
Studienaufgaben sind Aufgaben mit genauen Angaben, was gelernt werden muss. Die Lernenden müssen die Aufgabe individuell bearbeiten. Es geht darum, bestimmte, in der Aufgabe benannte Erkenntnisse zu erwerben. Beispielsweise kann eine Studienaufgabe Lernenden helfen, notwendige Grundlagen zu erarbeiten, um danach eine Problemaufgabe zu lösen. Von der Arbeitsgruppe wird keine inhaltli-

che Diskussion erwartet. Es ist jedoch wichtig sich abzusprechen, in welcher Weise bei der nächsten Sitzung darüber berichtet wird. Der Text der Präambel als Studienaufgabe mit dem modifizierten Arbeitsprozess ist Teil des Readers. Die Lernenden bearbeiten die Präambel in Lerngruppen (7–12 Lernende).

Lernziel

Die Lernenden sollen die Inhalte der Präambel kennen lernen und wissen, dass diese für die Umsetzung der Standardaussage und der Kriterienebenen von Bedeutung sind.

Mögliche Lernfragen der Lernenden

- Was ist eine Präambel?
- Expertenstandards richten sich doch an Pflegefachkräfte. Warum müssen wir uns in der Ausbildung mit dem Expertenstandard beschäftigen?
- Was ist ein Expertenstandard? Wieso müssen wir „nach Standard" pflegen?
- Was sind Struktur-, Prozess- und Ergebniskriterien?
- Pflege nach Standard oder individuell, an den Bedürfnissen der Patienten/Betroffenen orientiert? Was ist eine Konsensuskonferenz?
- Dekubitusprophylaxe in der Pflege? Was können wir tun? Was ist ein Dekubitus? Was ist Dekubitusprophylaxe? Was ist Dekubitusinzidenz?
- Was ist DNQP? Was ist ein Lenkungsausschuss?

B. Gruppenarbeit 1
„Einführung in das komplexe Thema Expertenstandard „Dekubitusprophylaxe in der Pflege"

Bearbeitung der Fallgeschichte „Es ist schon gerötet..." (s. Anhang I, 155)
Die Fallgeschichte kann von den Lernenden im Rahmen einer Gruppenarbeit bearbeitet werden und bildet den „roten Faden" durch die Lernsituation. Als ausführliche Fallgeschichte enthält sie Begriffe die konkret auf relevante Inhalte des Expertenstandards hinweisen. Da

Erklärungen zu den Begriffen fehlen, sollen diese bei den Lernenden Neugier wecken, sich mit dem Thema zu beschäftigen.

Die Fallgeschichte wurde nicht als klassische Lernaufgabe im Sinne des POL formuliert, kann jedoch alternativ auch mit Hilfe der Schritte 1-5 des Siebensprungs bearbeitet werden. Mit Hilfe der Lernfragen, welche durch die Lernenden formuliert werden (z.B. auf Plakaten, Moderationskarten), wird dann von der Lehrkraft, mit unterschiedlichen Methoden, der Verlauf der Lernsituation gesteuert, so dass am Ende die Fragen der Lernenden beantwortet sind.

Die Lernfragen können den Themenbereichen zugeordnet werden
- Präambel;
- Standardaussage mit deren Begründung;
- Kriterienebenen 1—7.

In einem weiteren Schritt beschäftigen sich nun die Lernenden mit der Präambel und der Standardaussage und deren Begründung (s. Anhang I, 141 ff.).

Gruppenarbeit 2
Aufgabe
Die Lernenden setzen sich in Kleingruppen mit der Präambel auseinander und notieren offene Fragen auf Moderationskarten. Diese werden in einem gelenkten Lehrer-Schüler-Gespräch beantwortet bzw. die Grundlagen mit Hilfe des folienunterstützten Lehrervortrages vermittelt.

6.3 Wissenstransfer der „Standardaussage mit Begründung"

6.3.1 Einführung, Lerninhalte und mögliche Lernziele

„Standardaussage: Jeder dekubitusgefährdete Patient/Betroffene erhält eine Prophylaxe, die die Entstehung eines Dekubitus verhindert.
Begründung:
Ein Dekubitus gehört zu den gravierenden Gesundheitsrisiken hilfe- und pflege-bedürftiger Patienten/Betroffener. Angesicht des vorhandenen Wissens über die weitgehenden Möglichkeiten der Verhinderung eines Dekubitus ist die Reduzie-rung auf ein Minimum anzustreben. Von herausragender Bedeutung ist, dass Pflegefachpersonal systematische Risikoeinschätzung, Schulung von Patienten/Betroffenen, Bewegungsförderung, Druckreduzierung und die Kontinuität prophylaktischer Maßnahmen gewährleistet" (DNQP 2004, 39).

Didaktischer Kommentar und Zielsetzung

Die Entstehung eines Dekubitus gilt als Pflegefehler, da dieser durch geeignete Maßnahmen vermeidbar ist. Pflegefachkräfte können im Rahmen der Dekubitusprophylaxe eigenverantwortlich agieren. Zur erfolgreichen Prophylaxe ist aktuelles, evidenz-basiertes Wissen not-wendig. Ziel ist die Verhinderung eines Dekubitus oder die Reduzie-rung auf ein Minimum durch systematische Risikoeinschätzung und geeignete Maßnahmen.

Die Lernenden wissen einerseits um die Bedeutung der Dekubi-tusprophylaxe für die Patienten/Betroffenen, andererseits aber auch um die Bedeutung der Dekubitusprophylaxe als Indikator für die pflegerische Qualität einer Einrichtung. Die Lernenden wissen, dass sie durch ihr Wissen und Handeln (im Rahmen ihrer Verantwortlich-keit) die pflegerische Qualität einer Einrichtung bereits während der Ausbildung entscheidend mit beeinflussen können.

Lerninhalte – Lernvoraussetzungen

• Allgemeine Einführung zum Thema „Prophylaxen in der Pflege";
• Anatomie/Physiologie Haut; Aufbau, Aufgaben der Haut; Haut durchblutung;

Exemplarische Lerneinheit
- Definition „Dekubitusprophylaxe" n. DNQP,
- Bedeutung der Standardaussage und ihre Aussagekraft für die Pflegequalität einer Einrichtung;
- Definition „Dekubitus/Druckgeschwür";
- Stadieneinteilung eines Dekubitus (n. Shea) sowie die Auswirkungen eines Dekubitus auf die Patienten/Betroffenen;
- Bedeutung eines Dekubitus für die Einrichtung und die Pflegequalität einer Einrichtung.

Lerninhalte – Anschlussthemen
- Indikatoren in der Pflege; Informationen zur BQS (Bundesgeschäftsstelle für Qualitätssicherung) (vgl. www.bqs-online.de: Datum:27.05.2006).

Mögliche Lernziele

Die Lernenden
- wissen, dass die Entstehung eines Dekubitus ein Pflegefehler ist, da durch geeignete Maßnahmen ein Dekubitus verhindert werden kann;
- wissen, dass ein Minimum an Dekubitalulcera bei bestimmten Personen nicht zu verhindern ist;
- kennen die Definition von Dekubitusprophylaxe;
- kennen die Definition von Dekubitus und die Einteilung in Schweregrade (n. Shea);
- wissen um die Bedeutung eines Dekubitus für die Patienten/Betroffenen und für die Pflegequalität einer Einrichtung.

6.3.2 Wissensgrundlagen für die Lernbegleiter

Definition „Dekubitusprophylaxe"
Gezielte Anwendung pflegerisch-therapeutischer Maßnahmen zur Verhütung eines Dekubitus. Als Einschränkung wurde durch die Expertengruppe in der Standardbegründung formuliert, dass die „(...)Reduzierung auf ein Minimum(...)" anzustreben ist (vgl. DNQP 2004).

Ergänzend dazu sind in der Präambel Personengruppen benannt, bei denen ein Dekubitus auch durch konsequente Anwendung von entsprechenden Maßnahmen nicht verhindert werden kann:

- Personengruppen, bei denen die gesundheitliche Situation gegen eine konsequente Anwendung der erforderlichen prophylaktischen Maßnahmen spricht (z. B. lebensbedrohliche Zustände);
- Personengruppen, die andere Prioritätensetzung erfordern (Menschen in der Terminalphase ihres Lebens),
- Personengruppen, bei denen die prophylaktischen Maßnahmen wirkungslos bleiben (z. B. gravierende Störungen der Durchblutung, auch unter Einnahme zentralisierender Medikamente) (vgl. DNQP 2004, 37).

*„Ein **Druckgeschwür** (lat. Dekubitus, genannt auch Dekubitalulcus, Wundliegen) ist eine durch länger anhaltenden Druck (Druck mal Zeit) entstandene Schädigung der Haut und des darunter liegenden Gewebes" (DNQP 2004, 35).*

Ein Dekubitus ist eine eigenständige Erkrankung, die auch zum Tode führen kann (vgl. Internationale Klassifikation der Krankheiten (ICD-10) – Schlüssel: L 89). Die Einteilung erfolgt nach Schweregraden (Grad 1–4). Im Expertenstandard gibt es keine Erkenntnisse zu den Schweregraden, da es vorrangig um die Vermeidung eines Dekubitus geht. Allerdings werden im Rahmen des Audits die vier Grade n. Shea genannt. In den pflegerischen Ausbildungen sollen die Lernenden die Stadien eines Dekubitus kennen lernen, um zu verstehen, warum die Maßnahmen zur Dekubitusprophylaxe für die pflegerische Qualität von herausragender Bedeutung sind.

Tab: 1: Schweregrade eines Dekubitus (n. Shea)

Grad 1	Bleibende Rötung der Haut. Klinische Anzeichen können Wärme, Ödeme oder Verhärtung der Hautbezirke sein. Die Haut ist sichtbar nicht mehr intakt. Zur eindeutigen Identifikation eines Druckgeschwürs ersten Grades wird der „Fingertest" empfohlen: Kurzes Eindrücken des Fingers auf eine gerötete Körperstelle: Wenn die Haut rot bleibt statt weiß zu werden, liegt bereits eine Schädigung der Haut vor (vgl. DNQP 2004, 50).
Grad 2	Teilbeschädigung der Epidermis bis hin zur Dermis. Der Druckschaden ist oberflächlich und sieht aus wie eine Hautabschürfung, Blase oder ein flaches Geschwür.
Grad 3	Beschädigung aller Hautschichten und Schädigung oder Nekrose des subkutanen Gewebes, die bis auf die darunter liegende Faszie reichen kann.
Grad 4	Beschädigung aller Hautschichten mit ausgedehnter Zerstörung, Gewebsnekrose oder Schädigung von Muskeln, Knochen oder unterstützenden Strukturen (Sehnen, Gelenkkapsel, Muskeln).

Quelle: vgl. Shea in DNQP 2004, 94

Ein Dekubitus steht in Verbindung mit
- Schmerzen, Bewegungseinschränkung, Einschränkungen der Selbständigkeit, sozialer Isolation und Verminderung der Lebensqualität von Patienten/Betroffenen;
- einer Zunahme der Multimorbidität sowie einer steigenden Mortalität durch die Vermehrung von Bakterien (Gefahr der Sepsis) (vgl. White, McGillis 2003, 217 ff.).
- einem verlängerten Krankenhausaufenthalt;
- zusätzlichen Kosten für Behandlung und Pflege bei Patienten/Betroffenen (gesundheitspolitischer Relevanz) (vgl. DNQP 2004, 36).

Zur gesundheitspolitischen Relevanz liegen bezüglich der Dekubitusinzidenz und den Kosten unterschiedliche Zahlen vor. Darauf soll an dieser Stelle nicht eingegangen werden. Konkrete Angaben dazu sind im Expertenstandard veröffentlicht (vgl. DNQP 2004, 114).

🖳 Zusammenfassung im folienunterstützten Lehrervortrag
„Gesundheitspolitische Relevanz – Dekubitus in der Pflege"[7]

6.3.3 Pädagogisch-didaktische Überlegungen

Möglichkeiten zum Wissenstransfer
A. POL – Problemorientiertes Lernen
Lernaufgabe 2
Problemaufgabe „Es ist schon gerötet..."
Herr Wilhelm Müller, 67 Jahre alt, kommt zu Aufnahme in ihre Einrichtung. In Begleitung seiner Ehefrau wird er liegend gebracht. Sie arbeiten als Auszubildende im ersten Ausbildungsjahr mit einer Pflegefachkraft zusammen und versorgen Hr. Müller. Seine rechte Körperhälfte kann er kaum bewegen.

Die Ehefrau charakterisiert ihren Mann als einen sehr lebhaften, offenen und liebenswürdigen Menschen, der gerne in seinem Garten gearbeitet hat und diesen sehr liebt. Allerdings wäre das in den letzten Wochen nicht möglich gewesen, da ihr Mann immer müde war und nur zum Essen aufgestanden ist. Ansonsten sei er oft auf dem Sofa eingeschlafen oder gar nicht erst aufgestanden. Am liebsten liege ihr Mann auf dem Rücken.

Hr. Müller wirkt sehr angespannt und man kann sehen, dass er große Angst hat. Beim Ausziehen des Unterhemdes hilft Hr. Müller mit und es gelingt ihm das Unterhemd über den Kopf zu ziehen.

Seine Haut wirkt pergamentartig und ist sehr faltig. Da Hr. Müller nicht stehen kann, heben Sie ihn mit ihrer Kollegin ins Bett. Als sie ihn ausziehen, sehen sie, dass die Haut am Gesäß gerötet ist. Als Sie ihm

---

7 Download „Folien zum Lehrervortrag" - www.mutzumhandeln.de

die Strümpfe ausziehen entdecken sie, dass auch die Fersen sehr stark gerötet sind. Herr Müller hat keine Schmerzen. Auch die geröteten Hautpartien spürt er nicht.

Problemaufgabe

Bei einer Problemaufgabe geht es darum, Erklärungen für bestimmte Phänomene zu suchen. Diese Phänomene oder Ereignisse stehen miteinander in einem gewissen, mehr oder weniger neutral beschriebenen Zusammenhang. Konfrontation mit einem Problem bedeutet, Phänomene zu analysieren und dabei von Theorien, Regeln und Prinzipien Gebrauch zu machen, die im betreffenden Fachgebiet von Bedeutung sind. Problemaufgaben sind als Situation beschrieben, als Grafik, Video oder Foto mit einer Aufgabenstellung verbunden oder aus einem Gespräch wörtlich wiedergegeben. Auch ein Zeitungsausschnitt kann Ausgangspunkt einer Problemaufgabe sein (vgl. Moust u. a. 1999, 20).

Die Problemaufgabe wird von den Lerngruppen (7–12 Lernende) mit Hilfe des „Siebensprungs" bearbeitet (s. Anhang I, 151 f.). Die Ergebnisse aus der Bearbeitung der Präambel bilden die theoretische Grundlage zum Umgang mit dem Expertenstandard.

Mögliche Lernfragen der Lernenden

- Ist jede Rötung der Haut ein Dekubitus? Wie kann ich einen Dekubitus erkennen?
- Warum ist Hr. Müller so müde? Warum hat er Angst?
- Warum liegt Hr. Müller gerne auf dem Rücken? Kann er mit Hilfe noch aufstehen?
- Was ist die Ursache für die pergamentartige und faltige Haut?
- Warum spürt Hr. Müller die Rötungen nicht?
- Warum sind das Gesäß und die Fersen gerötet? Gibt es noch andere gefährdete Stellen?

B. Gruppenarbeit zur Einführung in das komplexe Thema Expertenstandard „Dekubitusprophylaxe in der Pflege"
Die Lernenden bearbeiten die Standardaussage zusammen mit der Präambel im Rahmen der Gruppenarbeit. (siehe 6.2.3, 42 ff.).

Hinweis
Das Thema Wundmanagement bei Dekubitalulcera wird im Rahmen des Konzeptes nicht unterrichtet. Ziel ist es, die Inhalte des nationalen Expertenstandards „Dekubitusprophylaxe in der Pflege" in der Pflegepraxis so umzusetzen, dass Dekubitalulcera zu verhindern bzw. auf ein Minimum zu reduzieren sind. Ein Wundmanagement im Rahmen des Dekubitus würde dadurch entfallen und das Ziel des Expertenstandards erreicht. Beim Konzept zum Transfermanagement liegt der Schwerpunkt – wie beim Expertenstandard – auf der Verhinderung eines Dekubitus.

6.4 Wissenstransfer der Inhalte der „Kriterienebenen"

6.4.1 Kriterienebene 1: „Dekubitusentstehung und Einschätzungs-kompetenz des Dekubitusrisikos"

6.4.1.1 Einführung, Lerninhalte und mögliche Lernziele

Struktur	Prozess	Ergebnis
S 1 Die Pflege-fachkraft ver-fügt über aktu-elles Wissen zur Dekubitu-sentstehung so-wie Einschät-zungskompe-tenz des Deku-bitusrisikos.	*P 1 Die Pflegefachkraft beurteilt das Deku-bitusrisiko aller Patienten/Betroffenen, bei denen eine Gefährdung nicht ausgeschlos-sen werden kann, unmittelbar zu Beginn des pflegerischen Auftrages und danach in individuell festzulegenden Abständen so-wie unverzüglich bei Veränderungen der Mobilität, der Aktivität und des Druckes u. a. mit Hilfe einer standardisierten Ein-schätzungsskala (z. B. Braden, Waterlow oder Norton).*	*E 1 Eine ak-tuelle syste-matische Einschät-zung der Dekubitusge-fährdung liegt vor (DNQP 2004, 39).*

Didaktischer Kommentar und Zielsetzung

Im Mittelpunkt steht das aktuelle Wissen zur Dekubitusentstehung. Neben den Ursachen und den beeinflussenden Risikofaktoren gehören auch Methoden und Instrumente dazu, um das Risiko erkennen und einstufen zu können. Die Lernenden benötigen die theoretischen Grundlagen, um danach gezielt, während der gesamten Ausbildung, zusammen mit Pflegefachkräften ihre Einschätzungskompetenz zu fördern.

Die Durchführung dekubitusprophylaktischer Maßnahmen ist aus ethischen und ökonomischen Gründen nur bei den Betroffenen sinnvoll, bei denen eine Gefährdung besteht. Ziel ist es, dass Lernende zusammen mit Pflegefachkräften im Rahmen einer systematischen Risikoeinschätzung gefährdete Personen ermitteln können, um danach in einem pflegerischen Assessment ein individuelles Risiko- und Ressourcenprofil zu erstellen (vgl. DNQP 2004, 53).

Lerninhalte – Lernvoraussetzungen
- Grundlagen zur Erhebung einer Pflegeanamnese (Aufnahme von Patienten/Betroffenen in eine Einrichtung der stationären/ambulanten Pflege);
- Dekubitusentstehung (Druck mal Zeit); der Prozess der Entstehung ist ein multikausales Geschehen;
- Ursachen eines Dekubitus und beeinflussende Risikofaktoren;
- gefährdete Körperstellen.

Exemplarische Lerneinheit
- Grundlagen der systematischen Risikoeinschätzung mit dem Einschätzungsinstrument Risikoskala, z. B. Bradenskala, (erweiterte) Nortonskala, Waterlowskala;
- Bestimmung der Gesamtpunktzahl, um den Grad der Gefährdung („Cut-off-Punkt") zu bestimmen. Die Durchführung der Risikoeinschätzung während der Ausbildung muss immer zusammen mit der Pflegefachkraft erfolgen.

Lerninhalte – Anschlussthemen

- Planung von gezielten und individuellen Maßnahmen zur Dekubitusprophylaxe mit Hilfe der Pflegeprozessmethode;
- Grundlagen der Pflegewissenschaft/Pflegeforschung und Chancen für die Pflegepraxis (am Beispiel der Expertenstandards);
- Auswertung und Umgang mit pflegewissenschaftlichen Untersuchungen am Beispiel der Risikoskalen.

Mögliche Lernziele

Die Lernenden

- wissen um die Einflussfaktoren „Druck x Zeit" für die Dekubitusentstehung und verstehen den Entwicklungsprozess eines Dekubitus als multikausales Geschehen;
- kennen Ursachen und beeinflussende Risikofaktoren für die Entstehung eines Dekubitus und wissen um die Bedeutung der Ressourcen des Patienten/Betroffenen zur Dekubitusprophylaxe;
- kennen Grundlagen zu den Methoden und Instrumenten, um das Risiko zu erkennen und einzustufen (Screening-, bzw. Assessmentverfahren, Qualität der Instrumente zur Risikoeinschätzung, Grenzen der Risikoeinschätzung);
- wissen, dass sie nur unter Anleitung einer Pflegefachkraft die Risikoeinschätzung von Patienten/Betroffenen vornehmen dürfen;
- nehmen Hautveränderungen differenziert wahr und dokumentieren diese fachrichtig.

6.4.1.2 Wissensgrundlagen für die Lernbegleiter

Risikoeinschatzung von Patienten/Betroffenen

Die Liste möglicher Risikofaktoren scheint endlos lang zu sein. Inzwischen sind 126 verschiedene Risikofaktoren für die Dekubitusentstehung bekannt. Jeder Risikofaktor hat einen unterschiedlich hohen Einfluss auf die Entstehung eines Dekubitus.

„Risikofaktoren sind Bedingungen, die anhand von Bevölkerungsstudien bei der Entstehung bestimmter Erkrankungen als krankheitsfördernde Umstände statistisch nachgewiesen wurden; unterschieden werden medizinische (u. u. anamnestische, befundmäßige) von psychosozialen Risikofaktoren" (Lubatsch

2004, 111). Da in der Literatur die Risikofaktoren ausführlich beschrieben sind, soll in diesem Konzept nicht weiter darauf eingegangen werden.

Einschätzung des Dekubitusrisikos

Abb. 5: Drei Aspekte bei der Einschätzung des Dekubitusrisiko

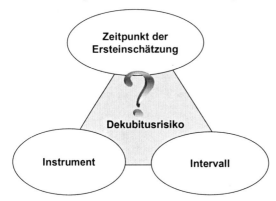

Quelle: Eigene Zusammenstellung

Zeitpunkt

Einschätzung unmittelbar zu Beginn des pflegerischen Auftrages, sofern eine Gefährdung nicht ausgeschlossen werden kann. Unter der Berücksichtigung rechtlicher Aspekte und der Tatsache, dass Hautgewebe bei erhöhtem Risiko sehr schnell Schaden nehmen kann, wird eine *„schnellst mögliche Risikoeinschätzung"* gefordert, um unmittelbar Maßnahmen einzuleiten. Als weitere Orientierung gelten Veränderungen des Risikos bei Patienten/Betroffenen. In der Literatur wird auf eine Zweiterhebung nach 24 bis 48 Std. verwiesen, wobei dies nicht evident belegt wird (vgl. DNQP 2004, 75).

Intervall

Das Intervall zur Risikoeinschätzung wird im Expertenstandard als *„in individuell festzulegenden Abständen sowie unverzüglich bei Veränderungen der Mobilität, der Aktivität und des Druckes"* festgelegt. Von Bedeutung sind neben der Ersteinschätzung auch Veränderungen bei wesentlichen Risikofaktoren (vgl. DNQP 2004, 76).

Instrument

Die Diskussion um den Einsatz von Risikoskalen als Instrumente zur Risikoeinschätzung hält in der internationalen Pflegefachliteratur an und bleibt kontrovers (vgl. DNQP 2004, 76).

- Im Expertenstandard wird zwar ein einheitliches Einschätzungsverfahren befürwortet. Eine bestimmt Skala wird nicht empfohlen, da es keine endgültigen wissenschaftlichen Belege gibt über die Validität und Reliabilität der Risikoskalen;
- Es gibt keinen Nachweis, dass der Einsatz einer Risikoskala zu einer statistisch signifikanten Senkung der Dekubitusinzidenz führt;
- Es lassen sich keine Vergleiche bezüglich der prognostischen Validität an stellen („falsch positive Ergebnisse");
- Die Bradenskala wird als reliables und zuverlässiges Instrument beschrieben, das sich durch Umformulierung und Erweiterung von Risikofaktoren in seiner Validität noch verbessern lässt (allerdings wird eine entsprechende Studie dazu gefordert) (vgl. DNQP 2004, 82).

Pflegewissenschaftlicher Exkurs

Validität, d. h. Gültigkeit, Nachweis, dass ein Instrument tatsächlich das misst, was es messen soll;

Reliabilität, d. h. Zuverlässigkeit, Konsistenz oder Unveränderlichkeit eines Messinstrumentes bei der Verwendung durch verschiedene Personen (LoBiondo-Wood, Haber 2005, 499-514.).

Fazit der Expertengruppe

„Trotz der dürftigen Evidenzlage wird ein formales Risikoassessment im Rahmen eines übergeordneten Präventionsprogramms empfohlen. Das Instrument ist als Hilfsmittel zu verstehen, das in Zeiten hoher Arbeitsbelastung die Aufmerksamkeit Pflegender auf die bekannten Risikofaktoren konzentriert (Halfens 2000), klinisches Urteil jedoch nicht ersetzen darf" (Rycroft-Malone u McInness 2000 in DNQP 2004, 83).

Systematische Risikoeinschätzung

Tab. 2: Ablauf einer systematischen Risikoeinschätzung

• **Einschätzung** der Patienten/Betroffenen mit Hilfe einer Risikoskala (als Assessmentinstrument) zur objektiven und standardisierten Erhebung (Screening) des Dekubitusrisikos (z. B. Braden-Skala, Norton-Skala, Waterlow-Skala). Die systematische Einschätzung soll durch Pflegefachkräfte erfolgen. Lernende sollen unter Aufsicht der Pflegefachkräfte während der gesamte Ausbildung lernen, das Instrument fachrichtig anzuwenden.

Ziel der Risikoeinschätzung mit sicheren Risikoskalen: **Besteht die Gefahr eines Dekubitus**	
☐ **ja**	☐ **nein**
• **falls ja:** gezielte individuelle und systematische Beobachtung des Patienten /Betroffenen durch die Pflegefachkraft bzw. durch Lernende unter Anleitung der Pflegefachkraft (klinische Beurteilung/pflegerisches Assessment), je nach individuellen Risikofaktoren zur Einschätzung der konkreten Risikogefährdung (unmittelbar bei der Aufnahme und kontinuierlich je nach Risikogefährdung).	• **falls nein:** Durchführung der weiteren Pflegeanamnese mit dem Ziel, das pflegerische Assessment entsprechend dem Zustand der nicht gefährdeten Personen anzupassen.

Quelle: Eigene Zusammenstellung

Anmerkungen der Expertengruppe

• Der Einsatz einer bestimmten Risikoskala, als Instrument zur standardisierten Risikoeinschätzung, wird nicht empfohlen, da diese nur teilweise wissenschaftlich belegte Aussagen zulässt (keine endgültigen Belege für Validität und Reliabilität);

- International existieren 43 verschiedene Skalen (vgl. Lubatsch 2005, 117); die Expertengruppe benennt 18 Skalen namentlich (vgl. DNQP 2004, 53);
- Außer der modifizierten Nortonskala (Bienstein 1990) und der Prölßskala für Intensivpatienten (Prölß u. a. 1996) sind alle bekannten Skalen außerhalb von deutschsprachigen Länder entstanden (es liegen keine Untersuchungen über den Einsatz der übersetzten Skalen vor) (vgl. DNQP 2004, 55);
- Die am häufigsten untersuchte Skala ist die Bradenskala, gefolgt von der Norton- und der Waterlowskala;
- Bei 126 möglichen Risikofaktoren ist es schwierig, ein „perfektes" Instrument zu entwickeln. Zur individuellen Risikoeinschätzung ist Erfahrungswissen von Pflegefachkräften notwendig;
- In den Risikoskalen werden über 30 bekannte Risikoparameter erfasst (z. B. Aktivität, Mobilität, der geistige Zustand, Inkontinenz);
- Sichere Skalen zeichnen sich aus durch eine gute Vorhersagequalität und durch eine hohe Sensitivität und Spezifität aus (Sensitivität und Spezifität = Validität: Gültigkeit, Nachweis, dass ein Instrument das misst, was es messen soll) (vgl. DNQP 2004, 81).

Hinweis

Die Vorhersagekraft eines Instrumentes wird daran gemessen, ob das zu messende Ereignis auch eintritt. Bei Risikoskalen würde dies bedeuten, dass alle als gefährdet eingeschätzten Personen einen Dekubitus entwickeln, bei der Prophylaxe geht es jedoch um die Vermeidung eines Dekubitus.

„Cut-off-Punkt"

- Zur Abgrenzung gefährdeter von nicht gefährdeten Personen wird eine Gesamtpunktzahl ermittelt. Dieser sog. „Cut-off-Punkt" ist je nach gemessener Personengruppe unterschiedlich (z. B. bei der Bradenskala: Akutpatienten 16–20 Punkte; Pflegeheim 17–18 Punkte, häusliche Pflege 18 Punkte) und sollte ggf. einrichtungsspezifisch festgelegt werden (vgl. DNQP 2004, 54);

- Studien zeigen, dass durch den Einsatz einer „Risikoskala" die Aufmerksamkeit auf das Risiko gelenkt wird und dadurch die Dekubitushäufigkeit sinkt;
- Bei Anwendung der Skala für die dafür gültige Zielgruppe (z. B. für die Pflege geriatrischer Menschen) empfiehlt die Expertengruppe, auf die Anwendung der modifizierten Norton-Skala zu verzichten; eine zu große Anzahl von Menschen gilt durch die Kriterien Alter und Multimorbidität als dekubitusgefährdet, obwohl in der Realität Eigenbeweglichkeit vorhanden ist;
- Der Einsatz einer Risikoskala unterstützt Pflegefachkräfte bei der Risikoeinschätzung. Es geht darum herauszufinden, welche Patienten/Betroffenen prophylaktische Maßnahmen benötigen, nicht jedoch um die Frage, wer einen Dekubitus entwickeln wird;
- Weiterer Forschungsbedarf ist notwendig, eine eindeutige Aussage lässt sich momentan nicht machen.

6.4.1.3 Pädagogisch-didaktische Überlegungen

Ziel

Förderung der Einschätzungskompetenz der Lernenden mit Hilfe einer praktischen Übung.

Hinweis

Der Umgang mit den Risikoskalen kann nur bedingt mit Hilfe einer Problemaufgabe bzw. einer Fallgeschichte geübt werden. Mit Hilfe der Übung können Lernende jedoch für den Umgang mit Risikoskalen sensibilisiert werden. Ziel ist es den Lernenden aufzuzeigen, dass die Risikoeinschätzung mit Hilfe einer Risikoskala die Entstehung eines Dekubitus nicht verhindern kann. Dies können alleine Maßnahmen zur Bewegungsförderung und Druckentlastung sowie weitere individuelle pflegerische Interventionen. Neben der Übung mit Hilfe der Fallgeschichte wurde ein Praxisauftrag formuliert. Diesen sollen die Lernenden im nachfolgenden Praxiseinsatz umsetzen. Weitere Unterrichtsstunden für die Auswertung des Praxisauftrages müssen bei der Stundenplanung berücksichtigt werden.

Abb. 6: Förderung der Einschätzungskompetenz der Lernenden

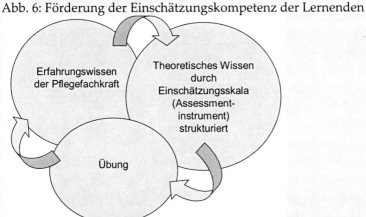

Quelle: Eigene Zusammenstellung

Möglichkeiten zum Wissenstransfer
Gruppenarbeit 3
Umgang mit Risikoskalen z. B. Bradenskala, (modifizierte) Nortonskala, Waterlowskala. Dabei kann die einrichtungsspezifische Skala eingesetzt werden. Zum Vergleich können im Rahmen des Unterrichts die unterschiedlichen Skalen eingesetzt und analysiert werden.

Fallgeschichte „Es ist schon gerötet..." (s. Anhang I, 155)
• Ermitteln Sie offensichtliche Risikofaktoren, die Sie im Fallbeispiel finden;
• Ergänzen Sie mögliche Risikofaktoren aus Ihrem Erfahrungswissen;
• Erstellen Sie zu den Risikofaktoren ein individuelles Ressourcenprofil für Hr. Müller;
• Nutzen Sie jeweils die drei unterschiedlichen Skalen zur Risikoeinschätzung und vergleichen Sie die Ergebnisse in der Gruppe.
• Gemeinsame Auswertung im Plenum der Klasse.

Praxisauftrag zur Einschätzung der Risikogefährdung eines Patienten/Bewohners
Die Lernenden ermitteln zusammen mit einer Pflegefachkraft die Risikogefährdung eines Patienten/Betroffenen. Grundlage bildet die sys-

tematische Risikoeinschätzung auf der Basis des Expertenstandards.

Vorschlag für den Praxisauftrag
- Führen Sie zunächst die Risikoeinschätzung mit Hilfe der einrichtungsspezifischen Risikoskala durch.
- Stellen Sie mit Hilfe der ermittelten Gesamtpunktzahl („Cut-off-Punkt") den Grad der Gefährdung fest.
- Wie ist die Pflegefachkraft weiter vorgegangen? Beschreiben Sie das Vorgehen in Stichworten.
- Welche Maßnahmen hat die Pflegekraft geplant und durchgeführt?

Hinweis an die Lernenden
Der Praxisauftrag wird im nächsten Schulblock ausgewertet.

6.4.2 Kriterienebene 2: „Vom Wissen zum Tun – Bewegungsförderung zur Druckentlastung"

6.4.2.1 Einführung, Lerninhalte und mögliche Lernziele

Struktur	Prozess	Ergebnis
S 2 Die Pflegefachkraft beherrscht haut- und gewebeschonende Bewegungs-, Lagerungs- und Transfertechniken.	P 2 Die Pflegefachkraft gewährleistet auf der Basis eines individuellen Bewegungsplanes sofortige Druckentlastung durch die regelmäßige Bewegung des Patienten/Betroffenen, z. B. 30° Lagerung, Mikrobewegung, reibungs- und scherkräftearmen Transfer und fördert soweit als möglich die Eigenbewegung des Patienten/Betroffenen	E 2 Ein individueller Bewegungsplan liegt vor (DNQP 2004, 39).

Didaktischer Kommentar und Zielsetzung
Von zentraler Bedeutung bei der Dekubitusprophylaxe ist die Druckentlastung gefährdeter Körperstellen. Dabei steht die Bewegungsförderung im Vordergrund. Neben der Förderung und Unterstützung der Patienten/Betroffenen zur Eigenbewegung geht es auch um haut- und gewebeschonende Positionsveränderungen von Patien-

ten/Betroffenen durch Pflegende. Lernende müssen dazu die Grundlagen der Bewegungsfähigkeit und der individuellen Bewegungsabläufe in entsprechenden Übungen erfahren. Ziel ist es, die Lernenden für die Bedeutung der eingeschränkten Mobilität und die Auswirkungen im kognitiven, emotionalen und körperlichen Bereich von Patienten/Betroffenen zu sensibilisieren. Auf dieser Basis können die Lernenden einen individuellen Bewegungsplan erstellen.

Lernende müssen pflegespezifische Begriffe im Rahmen der Bewegungsförderung kennen sowie deren Bedeutung für Patienten/Betroffene, aber auch für die Professionalisierung der Pflege und der Entwicklung einer Pflegefachsprache.

Lerninhalte – Lernvoraussetzungen
* Erkennen der Bewegungsfähigkeit und der individuellen Bewegungsabläufe der Patienten/Betroffenen sowie deren Einbeziehung in die Bewegungsförderung;
* Bedeutung der eingeschränkten Mobilität für betroffene Menschen;
* Bewegungsförderung zur Druckentlastung (u. a. Ziele, Maßnahmen);
* Grundlagen zu Konzepten der Bewegungsförderung (z. B. Kinästhetik, Pflege nach Bobath);
* Grundlagen des Interaktionsprozesses „Pflegende und Patienten/Betroffenen" (z. B. Grundlagen der Basalen Stimulation, Empathie in der Pflege).

Exemplarische Lerneinheit
* Definition von Begriffen im Rahmen der Bewegungsförderung von Menschen zur Druckentlastung (Bewegungsförderung, Positionsveränderung statt „Lagerung", Mikrobewegung, Mikrolagerungen);
* Bedeutung und Entwicklung eines individuellen Bewegungsplanes zur aktiven Förderung der vorhandenen Eigenbewegungsmöglichkeiten von Patienten/Betroffenen.
*

Lerninhalte – Anschlussthemen

- Theoretische Grundlagen und Übungen zu Positionsveränderungen (z.b. 30°, 135°, Übungen zu haut- und gewebeschonenden Bewegungs-, Lagerungs- und Transfertechniken);
- Grundkurs „Kinästhetik in der Pflege" für die Lernenden.

Mögliche Lernziele

Die Lernenden

- wissen um die Bedeutung der Bewegungsfähigkeit und der individuellen Bewegungsabläufe von Patienten/Betroffenen, sowie deren Einbeziehung in die Bewegungsförderung;
- wissen um die Bedeutung und Folgen der eingeschränkten Mobilität für den Patienten/Betroffenen – kognitiv, emotional, körperlich (vgl. Lubatsch 2004, 55);
- wissen um die Bedeutung des Interaktionsprozesses zwischen Patienten/Betroffenen und Pflegenden als Maßnahme zur Dekubitusprophylaxe (vgl. Empathie in der Pflege; Basale Stimulation in der Pflege);
- kennen Möglichkeiten zur Bewegungsförderung zur Druckentlastung und lernen diese fachgerecht und individuell anzuwenden (u. a. Mikrobewegungen);
- kennen Konzepte der Bewegungsförderung (z. B. Kinästhetik, Bobath) und wissen um die Bedeutung des therapeutischen Teams für die Vermeidung eines Dekubitus (z. B. Physiotherapie, Ärzte u. a.);
- wissen um die Bedeutung eines individuellen Bewegungsplanes zur aktiven Förderung der vorhandenen Eigenbewegungsmöglichkeiten.

6.4.2.2 Wissensgrundlagen für die Lernbegleiter

Begriffsdefinitionen

Bewegungsförderung

„Lagerung" wird als Unwort in der Pflege bezeichnet (vgl. Buchholz u. a. 2003, 84). Gegenstände können gelagert werden, Menschen jedoch nicht. Eine „Lagerung nach Plan" reduziert den Menschen auf ihren Körper als einem Gut, das von „A nach B" umgelagert wird. „Lagerung" setzt die Passivität eines Objektes voraus, dient meist der Konservierung und ist mit einer patientenorientierten Pflege nicht vereinbar. Deshalb

steht der individuelle Bewegungsplan im Zentrum pflegerischer Maßnahmen.

Ziele der Bewegungsförderung

- selbständige Lebensführung ermöglichen;
- Empfinden von Lebendigkeit durch das Spüren des Gewichtes des eigenen Körpers;
- Ausdruck von Emotionen ermöglichen;
- Kreislauf, Herz und Lunge anregen;
- den Stoffwechsel erhalten;
- Gelenkfunktionen und Eigenbeweglichkeit werden gefördert und bleiben erhalten;
- Muskelaufbau wird gefördert; ein Abbau wird verhindert;
- Immobilität und Folgen von Immobilität werden verhindert (vgl. Lubatsch 2004, 148).

Positionsunterstützung statt „Lagerung"

Pflegefachkräfte treten mit dem Patienten/Betroffenen bei jeder pflegerischen Intervention in Kommunikation (Interaktion – verbal/nonverbal).
Dabei entsteht ein wechselseitiger Prozess (Interaktionsprozess). Eine
Positionsunterstützung bezieht im Rahmen einer empathischen Pflege
diese Faktoren mit ein (Konzept der Basalen Stimulation, Kinästhetik).

Mikrobewegungen/Mikrolagerungen

Es gilt als gesichert, dass kleinste Schwerpunktverlagerungen von Pati-
enten/Betroffenen ausreichen, um eine prophylaktische Wirkung zu er-
zielen. Dazu kann beispielsweise die Hüfte des Patienten minimal ver-
schoben werden oder ein kleines zusammengefaltetes Handtuch unter
diese positioniert werden. Aber auch die Schultern oder die Beine können umpositioniert werden. Diese Mikrolagerungen eignen sich besonders gut bei Schmerzpatienten oder für den nächtlichen Positionswechsel.

- Mikrobewegungen sind mit dem Auge kaum erkennbar. Dabei sind
kleinste Bewegungen gemeint, die gesunde Menschen ca. alle 5 Minuten durchführen (auch nachts). Entscheidend ist dabei die Druckreduzierung durch Druckverteilung.

- Makrobewegungen sind große Bewegungen, bei denen die Position durch Freilagerung von Körperstellen verändert wird.

6.4.2.3 Pädagogisch-didaktische Hinweise

Möglichkeiten zum Wissenstransfer

A. POL – Problemorientiertes Lernen

Lernaufgabe 3
Problemaufgabe „Herr Müller bleibt nicht liegen"

Herr Müller ist Patient/Bewohner in Ihrer Einrichtung. Sein Bett steht an der Wand. Gerade waren, wie jeden Abend um 18.30 Uhr, zwei Pflegende zur Positionsveränderung von Herrn Müller im Zimmer. Hr. Müller wird immer um diese Zeit auf die gesunde Seite in Blickrichtung zur Wand gelagert. „Er dreht sich ja gleich wieder zurück", sagt die Pflegekraft beim Verlassen des Zimmers ...

Die Lernenden bearbeiten die Problemaufgabe mit Hilfe des „Siebensprungs".

Lernziele
Die Lernenden
- hinterfragen die beschriebene Situation und erkennen, dass im Rahmen des pflegerischen Assessment kein individuelles Ressourcenprofil für Hr. Müller erstellt wurde;
- erkennen den Unterschied zwischen einer Lagerung nach Plan und einem individuellen Bewegungsplan;
- lernen, dass relevante Inhalte für einen Bewegungsplan von Bedeutung sind.

Mögliche Lernfragen der Lernenden
- Warum dreht sich Herr Müller gleich wieder zurück?
- Herr Müller kann sich selbst zurückdrehen. Weshalb muss er beim Positionswechsel unterstützt werden?
- Warum muss Herr Müller um 18.30 Uhr jeden Abend auf die ge-

sunde Seite mit der Blickrichtung zur Wand liegen?
- Bleibt er auf der „kranken" Seite länger liegen?
- Kann er die Beine noch bewegen?

B. Gruppenarbeit 4

Entwicklung eines individuellen Bewegungsplanes für Hr. Müller auf der Basis der Lernaufgabe 3 „Hr. Müller bleibt nicht liegen"

Ziele und Zweck
- Planung, Durchführung und Dokumentation der individuellen Bewegungsförderung der Patienten/Betroffenen sowie die Unterstützung bei notwendigen Positionswechseln;
- Überprüfung des Erfolges der durchgeführten Maßnahmen mit Hilfe eines individuellen Bewegungsplanes (z. B. Inhalte; wie kann der Fingertest in den individuellen Bewegungsplan integriert werden?, Form …)

Beispiel für einen individuellen Bewegungsplan (für Lernbegleiter) (s. Anhang I, 161 f.)

6.4.3 Kriterienebene 3: „Hilfsmittel zur Druckreduzierung"

6.4.3.1 Einführung, Lerninhalte und mögliche Lernziele

Struktur	Prozess	Ergebnis
S 3a Die Pflegefachkraft verfügt über die Kompetenz, geeignete druckreduzierende Hilfsmittel auszuwählen.	*P 3 Die Pflegefachkraft wendet die geeigneten druckreduzierenden Hilfsmittel an, wenn der Zustand des Patienten/Betroffenen eine ausreichende Bewegungsförderung bzw. Druckentlastung nicht zulässt.*	*E 3 Der Patient/Betroffene befindet sich unverzüglich auf einer für ihn geeigneten druckreduzierenden Unterlage, druckreduzierende Hilfsmittel werden unverzüglich angewendet (DNQP 2004, 39).*
S 3b Druckreduzierende Hilfsmittel (z. B. Weichlagerungskissen und -matratzen) sind sofort zugänglich, Spezialbetten (z. B. Luftkissenbetten) innerhalb 12 h.		

Didaktischer Kommentar und Zielsetzung

Schwerpunkt ist die Kompetenz, geeignete druckreduzierende Hilfsmittel auszuwählen und einzusetzen. Zusammen mit einer Pflegefachkraft werden Lernende geeignete Hilfsmittel zur Druckentlastung
im pflegerischen Alltag kennen lernen. Dazu müssen die Lernenden
geeignete Hilfsmittel und deren Vor- und Nachteile zur Druckentlastung kennen. Neben Spezialmatratzen geht es auch um Hilfsmittel
zur Positionsveränderung und zur Unterstützung der individuellen
Position von Patienten/Betroffenen.

Um den Effekt einer Druckentlastung zu verstehen, müssen Lernende
die Bedeutung von Druck auf den Körper mit entsprechenden Übungen erfahren können.

Lerninhalte – Lernvoraussetzungen
- ggf. physikalische Grundlagen – Druck, Druckentstehung, Auswirkungen von Druck auf die Haut;

Exemplarische Lerneinheit
- Bedeutung und Auswirkungen von Druck auf den menschlichen
  Körper – kognitiver, emotionaler, körperlicher Druck – Dimensionen der Druckentlastung;
- „Die Körperkonturen verschwimmen" – Übung zur Körperwahrnehmung bzw. zur bewussten Wahrnehmung von druckgefährdeten Stellen am Körper.

Lerninhalte – Anschlussthemen
- Maßnahmen zur Druckentlastung;
- Überblick über geeignete druckreduzierende Hilfsmittel sowie
  Hilfsmittel zur Unterstützung der individuellen Position (z. B. Spe-
  zialkissen); Vor- und Nachteile;
- Kriterien zur Auswahl geeigneter druckreduzierender Hilfsmittel;
- Produktgerechter Umgang mit Hilfsmitteln;
- Einstellungen an Matratzen überprüfen können (unter Anleitung
  der Pflegefachkraft);

- Grundlagen zur regelmäßige Neueinschätzung bezüglich des Bedarfs an druckreduzierenden Hilfsmitteln (zusammen mit der Pflegefachkraft).

Mögliche Lernziele

Die Lernenden

- erleben die Auswirkungen von Druck auf den Körper - emotional, kognitiv, körperlich;
- kennen die Dimensionen der Druckentlastung und wissen, dass Patienten/Betroffene individuelle Unterstützung benötigen;
- kennen unterschiedliche druckreduzierende Hilfsmittel, deren Wirkungsweise, Grenzen und Kontraindikationen und wissen um die individuelle Anpassung der Hilfsmittel an die Situation des Patienten/Betroffenen;
- wissen Bescheid über den korrekten Umgang mit den Hilfsmitteln und lernen die Einstellungen von technischen Hilfsmittel unter Aufsicht der Pflegefachkraft zu überwachen;
- wissen um die regelmäßige Evaluation und Neueinschätzung des Bedarfs an druckreduzierenden Hilfsmitteln beim Patienten/Betroffenen;
- können im Rahmen ihrer Kompetenzen Patienten/Betroffene über den Einsatz von druckreduzierenden Hilfsmitteln informieren und anleiten.

6.4.3.2 Wissensgrundlagen für die Lernbegleiter

Dimensionen der Druckentlastung

Im Mittelpunkt der Dekubitusprophylaxe steht insbesondere die **körperliche Druckentlastung**. Maßnahmen werden überwiegend für diesen Bereich geplant und durchgeführt. Das „Gesäß" des Patienten/Betroffenen rückt in das Blickfeld von Pflegenden. Der Patient/Betroffene wird auf gefährdete Körperstellen reduziert. Diese werden kontinuierlich beobachtet. Veränderungen werden dokumentiert. Im pflegerisch-therapeutischen Interaktionsprozess muss jedoch neben der körperlichen Druckentlastung auch die kognitive und emotionale Druckentlastung Beachtung finden.

Kognitive Druckentlastung bedeutet für die Patienten/Betroffenen, aber auch deren Bezugspersonen, dass die Situation verstehbar ist. Information, Beratung und Anleitung steht im Mittelpunkt der kognitiven Druckentlastung.

Emotionale Druckentlastung bedeutet, dass Patienten/Betroffene im Rahmen einer empathischen Pflegebeziehung ihre Gefühle ausdrücken können. Diese werden von Pflegefachkräften zugelassen und verstanden. Angehörige werden – soweit sie dies wünschen – mit in diese Pflegebeziehung integriert. Pflegefachkräfte (sowie ggf. das therapeutische Team) müssen jedoch zusammen entscheiden, ob dies zur emotionalen Druckentlastung beitragen kann (vgl. Lubatsch 2004, 55).

Kriterien zur Auswahl geeigneter druckreduzierender Hilfsmittel
- Welche Pflege- und Therapieziele werden zusammen mit den Patienten/Betroffenen angestrebt? (z. B. Schmerzreduktion, Bewegungsverbesserung, Ruhigstellung);
- Wohlbefinden der Patienten/Betroffenen;
- Möglichkeiten der Eigenbewegung der Patienten/Betroffenen;
- Kenntnisse über gefährdete Körperstellen;
- Gewicht der Patienten/Betroffenen;
- Abwägung von Kosten und Nutzen (vgl. DNQP 2004, 43).

Überblick über Hilfsmittel zur Druckreduktion
- Weichlagerung
  Die Druckreduzierung erfolgt durch die Vergrößerung der Auflagefläche des Körpers. Der Druck wird auf einer größeren Fläche verteilt, die Druckwirkung auf einzelne Körperareale verringert;
- Wechseldrucklagerung
  Ein zeitlich begrenzter rhythmischer Wechsel zwischen Druckentlastung und Druckbelastung einzelner Körperregionen findet statt. Die Auflage/Matratze besteht aus Luftkammern, die abwechselnd durch einen Kompressor gefüllt werden. Die Füllung wird je nach Körpergewicht individuell geregelt;
- Matratzenauflage
  Diese wird zusätzlich auf die Matratze gelegt;

- Matratzenersatz
  Die Bettmatratze wird durch die druckreduzierende Matratze ersetzt.

Empfehlung
- Risikogefährdete Patienten/Betroffene sollten nicht auf übliche Schaumstoffmatratzen gelagert werden;
- Hoch risikogefährdete Patienten/Betroffene sollten auf alternierenden Drucksystemen oder anderen High-Tech druckreduzierenden Systemen gelagert werden (vgl. DNQP 2004, 86).

Hinweise zum adäquaten Umgang mit Hilfsmitteln
Grenzen und Nebenwirkungen druckreduzierender Hilfsmittel
- Förderung der Eigenbewegung bzw. Unterstützung beim Positionswechsel bei Patienten/Betroffenen auf Dekubitusmatratzen ist erschwert;
- „Die Körperkonturen verschwimmen" – Störung der Körperwahrnehmung durch Weichlagerung;
- Reduzierung von Spontan- und Eigenbewegungen von Patienten/Betroffenen;
- Weitere Beeinträchtigungen durch Wechseldruckmatratzen:
  - die Unruhe der Auflageoberfläche bewirkt Irritationen;
  - erschwerte Mobilisation (über die Bettkante);
  - bei Menschen nach einem Schlaganfall bei entsprechender Disposition können Spastiken ausgelöst werden (Matratzen mit einem Maximaldruck von ca. 64 mmHg und einem kurzen Druckimpuls ca. 6 mmHgH-1);
- Beeinträchtigung der Schlafqualität durch Geräusche, Vibration und unphysiologische Liegeposition (vgl. Lubatsch 2004, 173).

Pflegewissenschaftlicher Exkurs
Die Erkenntnisse basieren auf einer umfassenden systematischen Literaturanalyse von Cullum u. a. (2000), deren wesentliche Ergebnisse in den Expertenstandard integriert wurden. Aktuelleres evidenz-basiertes Wissen wurde nicht gefunden (vgl. DNQP 2004, 84).

6.4.3.3 Pädagogisch-didaktische Überlegungen

Erfahrungsorientiertes Lernen
Bedeutung und Auswirkung einer Druckeinwirkung auf den menschlichen Körper (kognitiv, emotional, körperlich)

Übung 1
Vor Beginn der Übung werden den Lernenden ohne einen weiteren Kommentar unbeschriebenes DIN A-4 Papier und jeweils ein Edding-Stift auf den Tisch gelegt.

Übung zur Erfahrung von Druck auf den Körper
Dauer der Übung: 5 Minuten (die Zeit wird den Lernenden vor der Übung nicht mitgeteilt).

Anweisung an die Lernenden
- Legen Sie Ihre Hände zwischen den Stuhl und Ihr Gesäß und versuchen Sie, die vorgegebene Zeit durchzuhalten. Sie bestimmen jedoch selbst, wie lange Sie das aushalten können und brechen die Übung ab, falls es für Sie unangenehm wird.

Nach Beendigung der Übung – Anweisung an die Lernenden
- Nehmen Sie den Stift und zeichnen Sie Ihre Hände, so wie diese nach der Druckbelastung aussehen könnten (so wie Sie diese momentan wahrnehmen).

Auswertungsfragen
- Wie fühlen sich Ihre Hände an?
- Was hat sich im Laufe der Zeit verändert?
- Was war die erste Handlung, nachdem Sie die Hände befreit hatten?
- Wie würden Sie die Erfahrungen auf Ihren Umgang mit Patienten/Betroffenen übertragen?

Lernziele

Die Lernenden

- spüren die Druckeinwirkung und deren Auswirkungen
  - körperlich (z. B. Schmerz, Wärme, Sensibilitätsstörungen);
  - emotional (z. B. Aggression durch die Schmerzbelastung);
  - kognitiv (z. B. fehlendes Verständnis für die Übung, da Informationen zum Ziel der Übung fehlten);
- müssen nach erfolgter Druckbelastung die Hände zunächst „beweglich machen", bevor diese das Bild malen können (die Hände „beweglich machen" benötigt Zeit);
- realisieren, dass auch Patienten/Betroffene Zeit benötigen, bis sie nach Informationen den Positionswechsel mit Eigenbewegungen fördern können.

Arbeitsauftrag – Gruppenarbeit

Welche Maßnahmen zur Druckentlastung in den drei Bereichen (kognitiv, emotional, körperlich) können bei Hr. Müller (siehe Fallgeschichte, Anhang I, 155) zur Verhinderung eines Dekubitus beitragen?

Übung 2

Körperübung – „Die Körperkonturen verschwimmen"

Dauer der Übung: 15 Minuten. Die Lernenden liegen auf einer Decke auf dem Boden.

Anweisungen an die Lernenden

Legen Sie sich bitte auf den Rücken, die Beine nebeneinander, die Arme liegen neben dem Körper. Der Blick ist zur Zimmerdecke gerichtet. Die Augen sind offen. Der Kopf ist nicht erhöht. Versuchen Sie die Position nicht zu verändern, bis Sie weitere Anweisungen bekommen. Sollte ihnen die Lage unangenehm sein oder Schmerzen bereiten, bringen Sie sich bitte lautlos in eine Ihnen bequeme Position. Ansonsten beachten Sie bitte die weiteren Anweisungen.

Spüren Sie Ihren Körper nach: Kopf, Rumpf, die Arme und Hände, das Becken, die Beine bis zu den Füßen. Die Augen sind offen und zur Zimmerdecke gerichtet.

Nach sieben Minuten bekommen die Lernenden erneut diese Anweisungen.

Nach ca. 12 Minuten: Unterstützen Sie bitte Ihren Kopf, in dem Sie eine Hand/bzw. den Arm unter den Kopf legen. Nach weiteren drei Minuten wird die Übung beendet.

Auswertung der Übung (z. B. in Kleingruppen)
Mögliche Auswertungsfragen
• Welche Veränderungen konnten Sie an Ihrem Körper wahrnehmen? (kognitiv, emotional, körperlich)
• Was hat sich nach der Kopferhöhung bei Ihnen verändert?
• Welche Konsequenzen ziehen Sie daraus für die Pflege von Patienten/Betroffenen?
Die Lernenden fassen die Ergebnisse auf Moderationskarten/Plakaten zusammen. Mit Hilfe einer Pinnwand werden die Ergebnisse von den Lernenden vorgestellt, visualisiert und im Plenum der Klasse diskutiert.

Lernziele
Die Lernenden
• erleben die individuellen Auswirkungen von Druck auf den Körper (emotional, kognitiv, körperlich);
• erleben die Blickfeldeinschränkung durch die Position auf dem Rücken;
• erleben die Auswirkung einer Mikrobewegung durch die Kopferhöhung und die Bedeutung der Kopferhöhung für das Blickfeld;
• nehmen druckgefährdete Stellen an ihrem Körper bewusst wahr;
• versuchen die Erfahrungen durch die Übungen auf die Situation von Patienten/Betroffenen zu übertragen.

6.4.4 Kriterienebene 4: „Weitere pflegerische Interventionen zur Dekubitusprophylaxe"

6.4.4.1 Einführung, Lerninhalte und mögliche Lernziele

Struktur	Prozess	Ergebnis
S 4 Die Pflegefachkraft kennt neben Bewegungsförderung und Druckreduktion weitere geeignete Interventionen zur Dekubitusprophylaxe, die sich aus der Risikoeinschätzung ergeben.	*P 4 Die Pflegefachkraft leitet auf der Grundlage der Risikoeinschätzung für alle identifizierten Risikofaktoren weitere Interventionen ein, die beispielsweise der Erhaltung und Förderung der Gewebetoleranz dienen.*	*E 4 Die durchgeführten Interventionen zu den Risikofaktoren sind dokumentiert (DNQP 2004, 39).*

Didaktischer Kommentar und Zielsetzung

Neben der Bewegungsförderung und der Druckentlastung gehören, je nach Ressourcenprofil sowie den individuellen Risikofaktoren von Patienten/Betroffenen, weitere individuell angepasste pflegerische Interventionen zur Dekubitusprophylaxe. Nachdem in den ersten drei Standardkriterien die Risikoerkennung und die Ursachen einer Dekubitusentstehung im Mittelpunkt stehen, werden nun neben der Mobilität und Aktivität weitere Risikofaktoren erfasst. Diese besitzen eine unterschiedliche Wertigkeit und wirken zusammen mit anderen Risikofaktoren, wobei lt. DNQP nach heutigem Wissenstand zu wenig darüber bekannt ist (vgl. DNQP 2004, 45).

Neben dem Wissen über diese Risikofaktoren, bezogen auf die jeweiligen Patienten/Betroffenen, müssen Pflegefachkräfte zu den identifizierten Risikofaktoren geeignete Maßnahmen individuell planen und fachrichtig durchführen, dokumentieren und evaluieren. Lernende benötigen Fachkompetenz, um Entscheidungen zu verstehen und zu begründen, um Maßnahmen angepasst und fachrichtig durchzuführen, aber auch um diese kritisch zu reflektieren.

Lerninhalte – Lernvoraussetzungen
- Beobachtung der intakten Haut; die intakte Haut bzw. Veränderungen der Haut erkennen und fachrichtig beschreiben und dokumentieren;
- Einflussfaktoren der Ernährung/des Ernährungszustandes auf die Entstehung eines Dekubitus; Grundlagen einer gesunden Ernährung (der Nahrungszusammensetzung);
- Formen, Ursachen und Folgen von Inkontinenz.

Exemplarische Lerneinheit
- Erhaltung und Förderung der Gewebetoleranz für Druck (z. B. Hauthygiene);
- Maßnahmen zur individuellen Deckung des Nahrungs- und Flüssigkeitsbedarf;
- Maßnahmen zur Erhaltung und Förderung der Kontinenz.

Lerninhalte – Anschlussthemen
- weitere Einflussfaktoren, die die Entstehung eines Dekubitus begünstigen können;
Beispiele:
  o Feuchtigkeit (z. B. vermehrte Schweißabsonderung, erhöhte Körpertemperatur);
  o chronische Hauterkrankungen; Wunden.

Mögliche Lernziele

Die Lernenden
- verstehen die Dekubitusprophylaxe als Interaktionsprozess zwischen Patienten/Betroffenen und Pflegenden (Empathie in der Pflege, Basale Stimulation in der Pflege, Kinästhetik);
- nehmen den Zustand der Haut wahr und beschreiben und dokumentieren diesen fachgerecht;
- kennen Maßnahmen zur Erhaltung und Förderung der Gewebetoleranz. Dabei geht es neben Maßnahmen zur Aufrechterhaltung der

Schutzfunktion der Haut auch um Maßnahmen, die die Haut pflegen oder schädigen;

- wissen Bescheid über den Nährstoffbedarf dekubitusgefährdeter Menschen sowie von Patienten/Betroffenen mit Dekubitus. Sie wissen um Kennzeichen und Erkennungszeichen sowie die Auswirkungen von Mangelernährung auf dekubitusgefährdete Patienten/Betroffene und kennen Maßnahmen, um Ernährungsdefizite ausgleichen zu können;

6.4.4.2 Wissensgrundlagen für die Lernbegleiter

Lernende müssen über ausreichendes Wissen zu den unterschiedlichen Risikofaktoren bezogen auf die von ihnen betreuten Patienten/Betroffenen verfügen. Bei 126 Risikofaktoren werden im Expertenstandard entsprechende Schwerpunkte gesetzt. Zusammen mit Pflegefachkräften müssen Lernende geeignete Maßnahmen anwenden können und deren Wirksamkeit kontinuierlich beobachten und evaluieren.

Abb. 7: Weitere pflegerische Interventionen zur Dekubitusprophylaxe

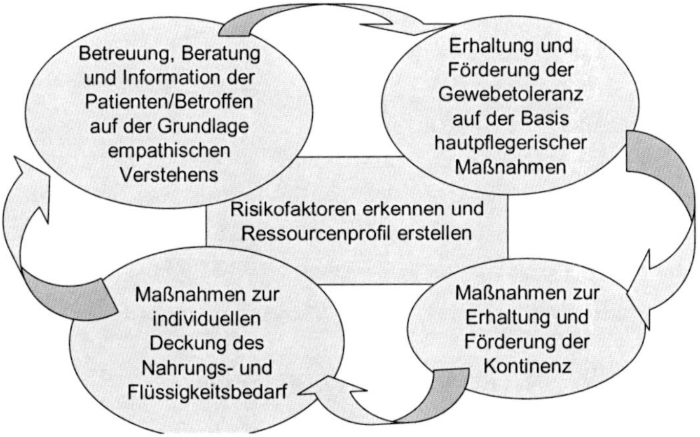

Quelle: Eigene Zusammenstellung

Hinweis der Expertengruppe

Das Ergebniskriterium dieser Kriterienebene wurde mit der Formulierung *„Die durchgeführten Interventionen zu den Risikofaktoren sind dokumentiert"* sehr allgemein gehalten, auf Grund der komplexen und heterogenen Aussagen zu den Themen (mangelhafte eindeutige Messbarkeit von Haut- und Ernährungssituation der Patienten/Betroffenen; unbefriedigende Berücksichtigung aller im Einzelfall zu beachtenden Risikofaktoren) (vgl. DNQP 2004, 46). Allerdings stellt die Expertengruppe fest, dass es aus wissenschaftlicher Sicht sowohl einen Zusammenhang zwischen Ernährungsstatus und Dekubitusrisiko gibt als auch zwischen Inkontinenz (Auswirkungen auf den Hautzustand mit entsprechender Hautpflege) und Dekubitusrisiko, jedoch aufgrund der Komplexität bisher nicht kausal zu erklären ist (vgl. Rycroft-Malone u. Mcinness 2000 in DNQP 2004, 88).

Empfehlungen der Expertengruppe (vgl. DNQP 2004, 88)

Erhaltung und Förderung der Gewebetoleranz für Druck auf der Basis hautpflegerischer Maßnahmen (Hauthygiene)
- Erhaltung des physiologischen Feuchtigkeitsniveaus (Wasser-Lipid-Haushalt);
- Erhalten des Säureschutzmantels der Haut;
- Erhaltung einer stabilen Hauttemperatur;
- Optimierung des Ernährungsstatus.

Mögliche pflegerische Interventionen:
- Waschen der Haut mit klarem Wasser und bei Bedarf mit hautschonenden, ph-neutralen Pflegemitteln, um den Schutz des notwendigen bakterienabstoßenden Säuremantels zu erhalten (keine Anwendung von alkalihaltigen Seifen oder tensidintensiven Syndets);
  Diskussion: Statt täglicher routinemäßiger Ganzkörperwäsche als Pflegeritual sollten Pflegefachkräfte individuell angepasste pflegerisch-therapeutische Waschungen durchführen können (z. B. auf den Grundlagen der Basalen Stimulation);
- Bei trockener Haut: Anwendung von W/O-Präparaten.

Nicht verwendet werden
- Pasten, Salben, Cremes, die die Haut verschließen (z. B. Vaseline, Zinkpaste, Melkfett);

- desinfizierende und austrocknende Waschzusätze (z. B. Alkohol, Franzbranntwein);
- gerbende Substanzen (z. B. Kernseife);
- hyperämisierende Maßnahmen (z. B. hyperämisierende Salben und Massagen);
- Wechselthermomethoden (z. B. „Eisen und Fönen").

Optimierung des Ernährungsstatus (vgl. DNQP 2004, 87)
Maßnahmen zur individuellen Deckung des Nahrungs- und Flüssigkeitsbedarfs
Einen Zusammenhang zwischen dem Ernährungsstatus und der Risikogefährdung lässt sich nicht evident belegen. Allerdings vermutet die Expertengruppe, dass eine unzureichende Nahrungszufuhr zu Energieverlust führt. Dieser führt zu Einschränkungen der Mobilität (durch den Abbau des Muskelgewebes) und der Motivation (vgl. DNQP 2004, 46).

- Beurteilung des individuellen Ess- und Trinkverhaltens der Patienten/Betroffenen und je nach Situation Planung von Maßnahmen zur Deckung des individuellen Bedarfs, um eine Fehl- und Mangelernährung zu vermeiden (z. B. Förderung der Wachheit der Betroffenen, Förderung der selbständigen Nahrungsaufnahme, Anregen des Appetits, Ersatz bestimmter Nahrungszusätze und Diäten);
- Individuelle, ausreichende Kalorienzufuhr: Kohlenhydrate, Eiweiß, vitaminreiche Ernährung (z. B. Vitamin C), Zufuhr von Spurenelementen wie Zink und Eisen;
- Individuelle, ausreichende Flüssigkeitszufuhr.

6.4.4.3 Pädagogisch-didaktische Hinweise

Möglichkeiten zum Wissenstransfer
A. POL – Problemorientiertes Lernen

Lernaufgabe 4
Problemaufgabe „Fr. Müller ist ratlos"
Fr. Müller möchte ihren Mann zu Hause weiter versorgen. Sie kennt bereits geeignete Maßnahmen und Hilfsmittel zur Druckentlastung.

Fr. Müller weiß, dass die Haut ihres Mannes sehr empfindlich ist. Er selber hat in den letzten Wochen wenig gegessen und getrunken. Fr. Müller schaut Sie fragend an ...
Die Lernenden bearbeiten die Problemaufgabe mit Hilfe des Siebensprung.

Lernziele
Die Lernenden

- erkennen, dass Fr. Müller überfordert ist und kompetente Unterstützung benötigt;
- beschreiben fachrichtig den Zustand „der empfindlichen Haut" und überlegen geeignete Maßnahmen zur Erhaltung und Unterstützung der Gewebetoleranz auf Druck;
- beschreiben fachrichtig den Ernährungszustand (z. B. mit Hilfe des BMI – Body-Mass-Index) und wissen um die Bedeutung der Ernährung in Bezug auf die Verhinderung eines Dekubitus;

Mögliche Lernfragen der Lernenden

- Was ist eine empfindliche Haut? Was versteht Fr. Müller unter empfindlicher Haut? Hat sie Erfahrungen bezüglich der Hautpflege bei ihrem Mann, die auch für die Pflegeplanung wichtig sind?
- Wie können wir empfindliche Haut fachrichtig beschreiben? Ist empfindliche Haut als nicht intakt zu betrachten? Was können wir tun?
- Hr. Müller hat wenig gegessen: Besteht bereits eine Fehl-, Mangel- oder Unterernährung? Wie kann diese kompensiert werden? Leidet Hr. Müller unter einer Exsikkose?
- Liegt eine Trinkbilanz vor? Ist diese notwendig? Trinkmenge von Hr. Müller?

B. Gruppenarbeit 5 (ggf. Partnerarbeit)

Erstellen einer Pflegeplanung für Hr. Müller
Mit Hilfe der Fallgeschichte „Es ist schon gerötet" kann eine Pflegeplanung für Hr. Müller erstellt werden (s. Anhang I, 155).
Hr. Müller bekommt bereits fachrichtige Unterstützung zur Förde-

rung der Eigenbewegung und Positionsveränderung sowie zur Druckentlastung. Ein individueller Bewegungsplan wurde erstellt.

Erstellen einer Pflegeplanung mit Hilfe der Fallgeschichte zu den Schwerpunkten

* Förderung der Gewebetoleranz für Druck;
* Deckung des individuellen Nahrungs- und Flüssigkeitsbedarfs;
* Erhaltung und Förderung der Kontinenz.

6.4.5 Kriterienebene 5: „Anleitungs-, Schulungs- und Beratungskompetenz – eine Einführung"

6.4.5.1 Einführung, Lerninhalte und mögliche Lernziele

Struktur	Prozess	Ergebnis
S 5 Die Pflegefachkraft verfügt über Fähigkeiten, Informations- und Schulungsmaterial zur Anleitung und Beratung des Patienten/Betroffenen und seiner Angehörigen zur Förderung der Eigenbewegung des Patienten/Betroffenen und zur Druckreduktion.	P 5 Die Pflegefachkraft erläutert die Dekubitusgefährdung und die Notwendigkeit von prophylaktischen Maßnahmen, plant diese individuell mit dem Patienten/-Betroffenen und seinen Angehörigen.	E 5 Der Patient/Betroffene und seine Angehörigen kennen die Ursachen der Dekubitusgefährdung sowie die geplanten Maßnahmen und wirken auf der Basis ihrer Möglichkeiten an deren Umsetzung mit (DNQP 2004, 39).

Didaktischer Kommentar und Zielsetzung

Information, Beratung und Anleitung gewinnt im Pflegealltag immer mehr an Bedeutung. In den Berufsgesetzen (Krankenpflegegesetz, Altenpflegegesetz) wurde diesem Aspekt Rechnung getragen und jeweils als Themenschwerpunkt formuliert.

Gerade das Thema Dekubitusprophylaxe in der Pflege bietet sich an, um Lernende in den dafür notwendigen Kompetenzen zu unterstützen. Im Bereich der Dekubitusprophylaxe müssen insbesondere Patienten/Betroffene, aber auch die Angehörigen (und andere an der Versorgung des Patienten/Betroffenen Beteiligte) umfassend informiert, beraten und angeleitet werden. Dies ist notwendig, damit alle Beteiligten ihren Beitrag zur Vermeidung eines Dekubitus leisten können. Die Themenschwerpunkte sind sehr vielfältig und können exemplarisch zur Förderung der Informations-, Anleitungs- und Beratungskompetenzen eingesetzt werden.

Lerninhalte – Lernvoraussetzungen

- Grundlagen der Kommunikation und Gesprächsführung;
- Bedeutung der Interaktion zwischen Pflegenden und Patienten/Betroffenen;
- Vorstellung von geeigneten theoretischen Modellen zur Information, Beratung und Anleitung in der Pflege.

Exemplarische Lerneinheit

- Einführung in das Thema: Dimensionen von Information, Beratung und Anleiten in der Pflege;
- Information, Beratung, Anleitung von Patienten/Betroffenen bzw. und/oder Bezugspersonen zu einem exemplarischen Thema;

Lerninhalte – Anschlussthemen

- ggf. Vertiefungsphase: Entwicklung von Instrumenten zur gezielten und systematischen Information, Beratung und Anleitung von Patienten/Betroffenen bzw. deren Bezugspersonen;
- Voraussetzung und Möglichkeiten der gezielten Information, Beratung und Anleitung von Patienten/Betroffenen bzw. deren Bezugspersonen im pflegerischen Alltag (zeitliche, personelle Ressourcen, Fachkompetenz durch Schulungen, Grenzen der Pflegeberatung).

Mögliche Lernziele

Die Lernenden

- kennen die unterschiedlichen Dimensionen von „Information", „Beratung" und „Anleiten" in der Pflege, um gezielt und systematisch den Patienten/Betroffenen und/oder seine Bezugspersonen zu informieren, beraten oder/und anzuleiten (Ziele, Voraussetzungen, Durchführung);

- kennen Themenbereiche zu den einzelnen Kriterienebenen des Expertenstandards, bei denen Patienten/Betroffene bzw. deren Bezugspersonen Information, Beratung oder Anleitung benötigen.

6.4.5.2 Wissensgrundlagen für die Lernbegleiter

Information, Beratung, Anleitung

Patienten/Betroffene in Einrichtungen der stationären und ambulanten Pflege können die veränderte bzw. neue Situation nicht verstehen und werden oftmals nicht ausreichend informiert. Es wird über die Menschen bestimmt, so dass sie sich nicht mehr mit der Situation auseinandersetzen können und wollen. Sie resignieren und ziehen sich zurück oder reagieren ablehnend und oftmals aggressiv auf notwendige Pflegemaßnahmen. Die „Druckbelastung" für die Patienten/Betroffenen nimmt sowohl im körperlichen als auch im kognitiven und im emotionalen Bereich zu.

Information, Beratung und Anleitung sind im Rahmen der Unterstützung der Selbstpflege notwendig bei
- Einschränkungen des Wissens/Verstehens;
- Einschränkungen in der Entscheidungs- und Urteilsfähigkeit;
- Einschränkungen in der Durchführung zielgerichteter Handlungen (vgl. Lubatsch 2004, 204 ff.).

Abb. 8: Übersicht: Information, Beratung, Anleitung

Einschränkung im Wissen und Verstehen	⇔	Einschränkung in der Entscheidungs- und Urteilsfähigkeit	⇔	Einschränkungen in der Durchführung zielgerichteter Handlungen
⇩		⇩		⇩
Verstehbarkeit: Die Betroffene/der Betroffene versteht ihre/seine Situation	⇔	Sinnhaftigkeit: Die Betroffene/der Betroffene erlebt ihre/seine Situation so, dass es sich für sie/ihn lohnt, sich zu engagieren	⇔	Handhabbarkeit: Die Betroffene/der Betroffene spürt ihre/seine Ressourcen und erlebt ihre/seine Situation als handhabbar.
⇧		⇧		⇧
Information	⇔	Beratung	⇔	Anleitung

Quelle: Modifiziert n. Lubatsch 2004, 204

Überblick über mögliche Themenbereiche für Information, Beratung und Anleitung

Patienten/Betroffene und/oder deren Bezugspersonen benötigen Information, Beratung, Anleitung...

Kriterienebene 1
- über Ressourcen und Risikofaktoren und damit den Grad der Dekubitusgefährdung, damit sie/er im Rahmen der Möglichkeiten die jeweilige Situation in Zusammenhang mit den ursächlichen Faktoren einer Dekubitusentstehung versteht;

Kriterienebene 2
- über den Zusammenhang zwischen Bewegung und Dekubitusprophylaxe;
- über eigene Möglichkeiten gesundheitsförderlicher Bewegungen und die Fähigkeit, diese durchführen zu können;

Kriterienebene 3	• über die Indikation individueller Hilfsmittel zur Druckreduzierung sowie die zusätzliche Notwendigkeit von Bewegung und Positionswechsel;
	• über mögliche Nebenwirkungen durch die Weichlagerung sowie die Notwendigkeit zur Rückmeldung im Rahmen der Möglichkeiten;
Kriterienebene 4	• über angepasste Maßnahmen zur Hautreinigung und Hautpflege, um diese an ihre/seine Situation und die Bedürfnisse anzupassen;
	• über die optimale Ernährung und angepasste Flüssigkeitszufuhr;
Kriterienebene 5	• über die Ursachen der Dekubitusgefährdung sowie die geplanten Maßnahmen, um bei der Umsetzung im Rahmen der Möglichkeiten aktiv zu kooperieren;
Kriterienebene 6	• über die Bedeutung der Kontinuität bezüglich der Durchführung geplanter Maßnahmen in der Dekubitusprophylaxe;
	• über die Mitwirkung im Rahmen der individuellen Möglichkeiten bei Interventionen außerhalb ihrer/seiner gewohnten Umgebung;
Kriterienebene 7	• über den aktuellen Gesundheitszustand im Rahmen der pflegerischen Kompetenzen;
	• über die Möglichkeiten zur Beobachtung der eigenen Haut, nach entsprechender Anleitung (z. B. Rollstuhlfahrer mit einem Spiegel; Anleitung von Angehörigen) (vgl. auch Lubatsch 2004, 102-214).

6.4.5.3 Pädagogisch-didaktische Überlegungen

Möglichkeiten zum Wissenstransfer

Gruppenarbeit 6
„Information", „Beratung" und „Anleitung" in der Pflege

„Information in der Pflege"
Entwicklung eines Instrumentes zur Weitergabe von „Informationen"
an Patienten/Betroffene/ggf. Bezugspersonen (z. B. Entwicklung eines
Informationsblattes).
Stellen Sie die Schritte, die Sie bei der Entwicklung des Instrumentes
beachtet haben, sowie das Instrument im Plenum der Klasse mit ge-
eigneten Medien vor.
Mögliche Themen
• Was ist ein Dekubitus? Wie und wo entsteht ein Dekubitus?
• Welche Möglichkeiten haben Patienten/Betroffene, an der Vermei-
dung eines Dekubitus mitzuarbeiten?

„Beratung in der Pflege"
Entwicklung eines Instrumentes zur „Beratung" von Patien-
ten/Betroffenen/ggf. Bezugspersonen
Situationsbeschreibung
Hr. Müller soll eine geeignete Matratze zur Druckreduzierung be-
kommen. Sie beraten Hr. Müller und seine Frau über unterschiedliche
Matratzen und über die Notwendigkeit von Eigenbewegung und Po-
sitionswechsel. Bitte denken Sie bei der Beratung auch an mögliche
Nebenwirkungen der Spezialmatratze und ggf. Lösungsmöglichkei-
ten. Planen Sie den Ablauf des Beratungsgespräches. Demonstrieren
Sie die Beratungssituation mit Hilfe eines Rollenspieles im Plenum
der Klasse.

„Anleitung in der Pflege"
Hr. Müller kennt die Probleme mit seiner Haut. Auch Fr. Müller weiß
um die empfindliche Haut ihres Mannes. Gestalten Sie eine Anleitesituation mit Hr. Müller und seiner Frau über die Möglichkeiten einer

gezielten Hautbeobachtung und Hautpflege. Planen Sie dazu eine Anleitesituation (z. B. Zeit, Ort, inhaltliche Schwerpunkte, benötigtes
Material). Führen Sie die Anleitung im Plenum der Klasse durch.

6.4.6 Kriterienebene 6: „Dekubitusprophylaxe geht alle an – Informationsweitergabe an externe Beteiligte"

6.4.6.1 Einführung, Lerninhalte und mögliche Lernziele

Struktur	Prozess	Ergebnis
S 6 Die Einrichtung stellt sicher, dass alle an der Versorgung des Patienten/Betroffenen Beteiligten den Zusammenhang von Kontinuität der Interventionen und Erfolg der Dekubitusprophylaxe kennen und gewährleistet die Informationsweitergabe über die Dekubitusgefährdung an externe Beteiligte.	*P 6 Die Pflegefachkraft informiert die an der Versorgung des dekubitusgefährdeten Patienten/Betroffenen Beteiligten über die Notwendigkeit der kontinuierlichen Fortführung der Interventionen (z. B. Personal in Arztpraxen, OP- und Röntgenabteilungen, oder Transportdienste).*	*E 6 Die Dekubitusgefährdung und die notwendigen Maßnahmen sind allen an der Versorgung des Patienten/Betroffenen bekannt (DNQP 2004, 39).*

Didaktischer Kommentar und Zielsetzung

Dekubitusprophylaxe kann nur dann wirkungsvoll sein, wenn diese
fachrichtig und kontinuierlich durchgeführt wird. Lernende müssen
über die Bedeutung der kontinuierlichen Anwendung dekubitusprophylaktischer Maßnahmen Bescheid wissen und über die Auswirkungen von Diskontinuität bei allen an der Versorgung des Pati-
enten/Betroffenen Beteiligten. Die gesundheitliche Versorgung von
dekubitusgefährdeten Patienten/Betroffenen findet berufsgruppen-
und sektorenübergreifend, teilweise auch einrichtungsübergreifend
statt. Beteiligte sind neben unterschiedlichen Berufsgruppen, auch
pflegerische Laien und Hilfskräfte.

Lernende wissen, dass der Expertenstandard als „monodisziplinäres" Instrument für die Pflege entwickelt wurde. Andere Berufsgruppen kennen die Inhalte des Expertenstandard möglicherweise nicht.

Lerninhalte – Lernvoraussetzungen
- Bedeutung der interprofessionellen Zusammenarbeit – Chancen und Grenzen;
- Bedeutung der kontinuierlichen Anwendung dekubitusprophylaktischer Maßnahmen (z. B. auch die Grenzen von Prophylaxe).

Exemplarische Lerneinheit
- Informationsweitergabe an alle an der Versorgung der Patienten/Betroffenen Beteiligten – Möglichkeiten bzw. Instrumente zur Informationsweitergabe;
- Wissen über die Notwendigkeit der kontinuierlichen Fortführung aller geplanten Interventionen und die damit verbundene Verantwortung (der Pflegefachkraft) für den berufsgruppen- und abteilungsübergreifenden Informationsfluss.

Lerninhalte – Anschlussthemen
- Grundlagen zum Entwicklungsprozess einer einrichtungsspezifischen Ablaufplanung – Entwicklung eines Instrumentes zu Regelung des Informationsflusses;
- Chancen und Grenzen des Expertenstandards für die betriebliche Qualitätsentwicklung (z. B. im Rahmen von Maßnahmen zur externen Qualitätsentwicklung – Zertifizierung einer Einrichtung).

Mögliche Lernziele

Die Lernenden
- kennen die Bedeutung der kontinuierlichen Anwendung dekubitusprophylaktischer Maßnahmen und die Auswirkungen der Diskontinuität;

- wissen im Rahmen ihres Verantwortungsbereiches Bescheid über die Notwendigkeit der kontinuierlichen Fortführung aller geplanten Interventionen und die damit verbundene Verantwortung (von Pflegefachkräfte) für den berufsgruppen- und abteilungsübergreifenden Informationsfluss, d. h. alle an der Versorgung der dekubitusgefährdeten Patienten/Betroffenen Beteiligten sind über die Notwendigkeit der kontinuierlichen Fortführung der pflegerisch-therapeutischen Interventionen informiert, so dass Kontinuität gewährleistet ist.

6.4.6.2 Wissensgrundlagen für die Lernbegleiter

Hinweis der Expertengruppe

Der Expertenstandard kann Aussagen zu den Aufgaben von Pflegekräften treffen. Die Kontinuität dekubitusprophylaktischer Maßnahmen durch die Beteiligten anderer Berufsgruppen wäre wünschenswert – kann jedoch in einem monodisziplinären Standard nicht als Ergebniskriterium formuliert werden (vgl. DNQP 2004, 49). Der wünschenswerte Informationsfluss kann durch eine Ablaufplanung gewährleistet werden.

Beispiel:

Einrichtungsspezifische Ablaufplanung – Regelung des Informationsflusses – Sektorenübergreifend in einer Einrichtung sowie an externe Beteiligte

Ziel

Alle an der Behandlung des Patienten/Betroffenen beteiligten Personen wissen um die Dekubitusgefährdung sowie um kontinuierliche Maßnahmen zur Dekubitusprophylaxe.

Verfahrensschritte

- Risikoeinschätzung mittels der einrichtungsspezifischen Risikoskala;
- Planung von Maßnahmen; dabei muss individuell durch die Pflegefachkraft abgewogen werden, ob eine abteilungsübergreifende/externe Informationsweitergabe notwendig ist; falls vorhanden, wird ein entsprechendes Merkblatt ausgefüllt bzw. die Notwendigkeit der Informationsweitergabe dokumentiert.

Kriterien, die berücksichtigt werden müssen (Beispiele):

- Grad der Dekubitusgefährdung;

- Möglichkeiten der Eigenbewegungen des Patienten/Betroffenen zur Druckentlastung;
- Notwendiges Intervall zur Positionsveränderung/Druckentlastung mit/ohne Weichlagerungsmatratze (vgl. Lubatsch 2004, 212).

6.4.6.3 Pädagogisch-didaktische Überlegungen

Möglichkeiten zum Wissenstransfer

A. POL – Problemorientiertes Lernen

Lernaufgabe 5

Problemaufgabe „Das müssen wir untersuchen"

Hr. Müller muss zu einer Untersuchung. Diese ist für 8.30 Uhr am nächsten Tag vorgesehen. „Wir werden Ihnen aber das Mittagessen warm stellen" erklärt die Pflegefachkraft Herrn Müller am Abend vor der Untersuchung, als er beim Positionswechsel auf die gelähmte Seite unterstützt wird.

Die Lernenden bearbeiten diese Problemaufgabe mit Hilfe des Siebensprungs.

Lernziele

Die Lernenden

- erkennen, dass durch die Untersuchung möglicherweise die Kontinuität der Maßnahmen zur Dekubitusprophylaxe nicht gewährleistet ist;
- erkennen, dass eine Untersuchung auf dem Rücken die Verschlechterung des Dekubitus nach sich ziehen könnte;
- wissen um gefährdete Stellen bei Hr. Müller (z. B. Rücken, Steißbeinregion, Fersen);
- wissen, dass Hr. Müller regelmäßig beim Positionswechsel unterstützt werden muss;
- überlegen geeignete Möglichkeiten/Instrumente für den Informationsfluss an das Untersuchungsteam;
- lernen, welche Informationen weitergegeben werden müssen.

Mögliche Lernfragen der Lernenden zur Problemaufgabe
- Warum dauert die Untersuchung so lange?
- Muss Hr. Müller die ganze Zeit auf dem Rücken liegen?
- Kann Hr. Müller auf seiner Weichlagerungsmatratze liegen bleiben oder ist ein Transfer auf eine Untersuchungsliege notwendig? Ist eine Weichlagerung möglich während der Untersuchung?
- Wie können wir das interprofessionelle Team informieren, dass Hr. Müller dekubitusgefährdet ist?
- Wer sorgt dafür, dass Hr. Müller regelmäßig bei der Positionsveränderung unterstützt wird? Ist das überhaupt möglich?

B. Gruppenarbeit 7 (ggf. Partnerarbeit)
Entwicklung eines geeigneten Instrumentes zur abteilungsübergreifenden und interprofessionellen Informationsweitergabe über die Dekubitusgefährdung von Patienten/Betroffenen.
- Welche Informationen müssen externe Beteiligte bekommen, damit die Interventionen zur Druckentlastung kontinuierlich durchgeführt werden?
- Wie könnte ein Instrument zur Informationsweitergabe aussehen?
Beispiel für die Lernbegleiter – Informationsblatt (s. Anhang I, 163)

6.4.7 Kriterienebene 7: „Kompetenz zur Evaluation – Ziel erreicht?"

6.4.7.1 Einführung, Lerninhalte und mögliche Lernziele

Struktur	Prozess	Ergebnis
S 7 Die Pflegefachkraft verfügt über die Kompetenz, die Effektivität der prophylaktischen Maßnahmen zu beurteilen.	*P 7 Die Pflegefachkraft begutachtet den Hautzustand des gefährdeten Patienten/Betroffenen in individuell zu bestimmenden Zeitabständen.*	*E 7 Der Patient hat keinen Dekubitus.* *(DNQP 2004, 39)*

Didaktischer Kommentar und Zielsetzung
Ziel ist die Überprüfung (Evaluation) der durchgeführten pflegerischen Interventionen auf ihre Wirksamkeit hin. Im Zentrum der Überprüfung steht die intakte Haut der Patienten/Betroffenen. Die

intakte Haut ist das Erfolgskriterium einer individuell geplanten und effektiv durchgeführten Dekubitusprophylaxe auf der Basis des Expertenstandards. Damit ist das Ergebniskriterium dieser Ebene und der Standardaussage erreicht. Es schließt sich der Kreis. Die Kriterien dieser Ebenen können helfen, den Schritt „Evaluation" der Pflegeprozessmethode im Pflegealltag bewusster zu integrieren. Lernende kennen die Evaluation aus der Pflegeprozessmethode, um die Wirksamkeit der geplanten und durchgeführten Maßnahmen zu überprüfen.

Lernende müssen den Hautzustand der Patienten/Betroffenen begutachten und fachrichtig beschreiben und dokumentieren können. Ausgangspunkt ist die intakte Haut. Veränderungen müssen erkannt und unverzüglich an die Pflegefachkraft weitergeleitet werden. Ist die Haut z. B. durch eine Rötung nicht mehr intakt, gilt es die Ursachen herauszufinden. Lernende benötigen zur Fachkompetenz auch die Anleitung und das Erfahrungswissen von kompetenten Pflegefachkräften. Die Beurteilung der Haut und von Hautveränderungen muss während der gesamten Ausbildung unter Anleitung kontinuierlich erweitert und vertieft werden.

Lerninhalte – Lernvoraussetzungen
- Beobachtung von Patienten/Betroffenen als kontinuierliche pflegerische Grundhaltung bei allen Maßnahmen und Interaktionen;
- Die Notwendigkeit und den Erfolg von Maßnahmen beurteilen und ggf. im Rahmen der Pflegeplanung anpassen; Bedeutung der Evaluation in der Pflege.

Exemplarische Lernsituation
- Beobachtung der Haut – Grundlagen; Definitionen; Merkmale intakter Haut, Erkennen eines Dekubitus ersten Grades in Abgrenzung zu anderen Hautphänomenen;
- Überprüfung (Evaluation) der Effektivität der Maßnahmen

Lerninhalte – Anschlussthemen
- Vertiefung/Wiederholung der Inhalte aus der Kinästhetik (ggf. Aufbaukurs Kinästhetik in der Pflege);
- Übertragung der Struktur auf weitere Expertenstandards.

Mögliche Lernziele

Die Lernenden

- wissen um die kontinuierliche, umfassende Beobachtung der Patien-ten/Betroffenen (inkl. Hautbeobachtung) als pflegerische Grundhal-tung;
- lernen zusammen mit Pflegefachkräften die Notwendigkeit und den Erfolg von Maßnahmen zu beurteilen;
- können geeignete Verfahren zur Evaluation anwenden;
- kennen die Stadien eines Dekubitus (n. Shea), um diese von anderen Hautphänomenen abzugrenzen;
- wissen von der Möglichkeit, mit Hilfe des „Fingertests" eine Rötung als Dekubitus zu identifizieren;
- können sich mit Patienten/Betroffenen und mit Pflegefachkräften an Erfolgen freuen;
- können aus Fehlern lernen und eigene Grenzen akzeptieren und wis-sen um die konstruktive Unterstützung der Pflegefachkräfte im Rah-men von gezielten Lernsituationen.

6.4.7.2 Wissensgrundlagen für die Lernbegleiter

Überprüfung (Evaluation) der Effektivität der Maßnahmen

Die Evaluation von Maßnahmen als Teil der Pflegeprozessmethode ist im Rahmen pflegerischen Handelns nicht immer selbstverständlich und oftmals nicht direkt möglich. Die Wirkung einer Maßnahme zeigt sich oft erst im Verlauf und bei konsequenter und fachrichtiger Ausführung. Die Effektivität von Maßnahmen zur Dekubitusprophylaxe lassen sich insofern überprüfen, dass klar ersichtlich ist, ob die Haut intakt geblie-ben ist oder ob sich ein Dekubitus entwickelt hat. Das Wissen um Früh-symptome und Warnzeichen eines entstehenden Dekubitus ist wesentli-che Voraussetzung, um die Wirksamkeit prophylaktischer Maßnahmen adäquat zu beurteilen und danach frühzeitig korrigierend einzugreifen. Dazu müssen Pflegefachkräfte Frühsymptome und Warnzeichen eines beginnenden Dekubitus von anderen Hautphänomenen abgrenzen kön-nen. Studien haben erwiesen, dass diese Abgrenzung oftmals Schwierig-keiten bereitet. Bereits in der pflegerischen Ausbildung müssen gezielt Grundlagen vermittelt werden.

Beobachtung der Haut

Definition – intakte Haut

- Intakt (lat.): a) unversehrt, unberührt, heil; b) voll funktionsfähig (lt. Duden, Fremdwörterbuch 2005); „gesunder" Zustand der Haut, in dem sie ohne Störungen funktioniert;
- Reizlose Haut: Es sind keine Reizungen von innen oder außen ersichtlich; besser „ungereizte" Haut, da „reizlos" synonym mit „fad, langweilig, monoton" verwendet wird. Die normale Haut ist elastisch, glatt, ungereizt, warm, nicht feucht, „blass-rosa", trocken (vgl. Lubatsch 2004, 134 f.).

Inspektion der Haut – Empfehlungen

- Regelmäßige Inspektion der Haut nach einem individuell für die jeweiligen Patienten/Betroffenen bestimmten Zeitraum;
- Zusätzliche Inspektion der individuell gefährdeten Hautbereiche;
- Erstes Zeichen eines bereits entstandenen Druckgeschwürs (Dekubitus ersten Grades): vorhandene und anhaltende Rötung der Haut an gefährdeten Körperstellen (vgl. DNQP 2004, 36);
- Sofortige fachrichtige Dokumentation aller Beobachtungen.

Gefährdete Hautbezirke

Die Expertengruppe stellt fest, dass sich ein Dekubitus in sitzender und liegender Position an prinzipiell jeder Körperstelle entwickeln kann. Besonders gefährdet sind Körperstellen, bei denen direkt unter dünnem Unterhautfettgewebe konvexe Knochenvorsprünge liegen (z. B. Hinterkopf, Ohrmuschel, Schulterblatt, Steiß, Sitzbeine, die großen Rollhügel, Fersen oder Knöchel). Außerdem kann ein Dekubitus auch durch Maßnahmen wie Sonden (z. B. Magensonde), Schienen (z. B. zur Ruhigstellung) und Verbandstechniken (z. B. Kompressionsverbände) entstehen.

Zeichen, die einen beginnenden Dekubitus anzeigen können

- persistierende Rötung; umschriebene Wärme, umschriebenes Ödem;
- nicht wegdrückbare Rötung (Fingertest);
- Aufhellung der Haut;

- umschriebene Induration: Verhärtung eines Gewebes, insbesondere der Haut, die durch Ödeme, Entzündungen oder Infiltrationen durch ein Neoplasma verursacht wird (Springer-Lexikon Pflege 2002, 475);

bei dunkelhäutigen Personen

- livide/bläulich verfärbte Hautareale;
- umschriebene Wärme, die bei Gewebeschädigung durch Kühle ersetzt wird;
- lokales Ödem;
- lokale Induration.

Hinweis - Fingertest

Zur eindeutigen Identifikation eines Druckgeschwürs ersten Grades wird der „Fingertest" empfohlen: Kurzes Eindrücken des Fingers auf eine gerötete Körperstelle. Wenn die Haut rot bleibt, statt weiß zu werden, liegt bereits eine Schädigung der Haut vor (vgl. DNQP 2004, 50).

Rötung der Haut: Dekubitus ersten Grades oder ...?

Es ist oft sehr schwierig, eine Rötung als Dekubitus ersten Grades von anderen Hautphänomenen abzugrenzen. Beispiele für die Lernbegleiter/die Lernenden wurden in einer Übersicht zusammengefasst (s. Anhang I, 164).

6.4.7.3 Pädagogisch-didaktische Überlegungen

Möglichkeiten zum Wissenstransfer

Fallbesprechungen in der Pflegepraxis

Teilnehmer/innen: Patienten/Betroffene (nach Einwilligung bzw. Einwilligung durch die Bezugsperson), Pflegefachkraft (im Rahmen einer Bezugspflege), Lernende (ggf. in Kleingruppen), Lehrkraft als Lernbegleiter/in.

Ziele

- Lernende erleben die Bedeutung pflegerischer Evaluation im Austausch mit Patienten/Betroffen und einer Pflegefachkraft (als Bezugsperson). Falls die Situation es erfordert, können sich an die Evaluation eine erneute Risikoeinschätzung und die Anpassung der Maßnahmen zur Dekubitusprophylaxe anschließen (auf der Basis der Kriterienebenen des Expertenstandards).

- Je nach Möglichkeiten in der Pflegepraxis können Patienten/Betroffene zur Fallbesprechung herangezogen werden, bei denen es trotz hoher Risikogefährdung gelungen ist, einen Dekubitus zu vermeiden. Ziel ist es den Lernenden die erfolgreiche Umsetzung des Expertenstandards aufzuzeigen.
- Fallbesprechungen können auch bei Patienten/Betroffenen durchgeführt werden, bei denen bereits ein Dekubitus entstanden ist. Vorrangig geht es nicht darum, das Stadium des Dekubitus zu erkennen, um ein Wundassessment durchzuführen, sondern um die Evaluation bezüglich den Ursachen, die zur Entstehung des Dekubitus beigetragen haben können.
- Die Lernenden erkennen die Chancen einer Fallbesprechung als Forum für den konstruktiven kollegialen Austausch und die kollegiale Beratung (z. B. im Rahmen der Übergabe mit den Patienten/Betroffenen).

Erfahrungsorientiertes Lernen

Erfahrungen der Lernenden im Zusammenhang mit dem Thema Dekubitusprophylaxe werden mit Methoden des szenischen Spieles symbolisiert. Lernende, die Menschen mit Dekubitalulcera im Pflegealltag betreut haben, stellen diese Erfahrungen vor. Diese Erfahrungen aus dem Pflegealltag sind oft sehr belastend.

Ziele

- Lernende bekommen die Möglichkeit, eigene, oft emotional belastende Erfahrungen aus dem Pflegealltag mit Menschen mit Dekubitalulcera aufzuarbeiten und zu reflektieren;
- Lernende verstehen die Bedeutung der Dekubitusprophylaxe als elementaren Kernprozess pflegerischen Handelns.

Verfahren des szenischen Spiels

Im szenischen Spiel wird in vorgestellten Situationen gehandelt, wobei unterschiedliche Spielverfahren unterschiedliche Aspekte dieses

Handelns hervorheben (z. B. sinnliche Wahrnehmungen, Haltungen, Interaktionen und Beziehungen, Empfindungen, Fantasien). Oelke u.a. beschreiben diese Verfahren sehr differenziert, deshalb soll an dieser Stelle nicht weiter darauf eingegangen werden (vgl. Oelke, Scheller, Ruwe 2000, 43–72).

Diese Kriterienebene bildet zum einen den Abschluss des nationalen Expertenstandards „Dekubitusprophylaxe in der Pflege", zum anderen den Abschuss dieses Konzeptes. Die Arbeit mit dem Expertenstandard zeigt alle Dimensionen des pflegerischen Kernthemas „Dekubitusprophylaxe" sehr eindrücklich auf. Dieses offene Konzept muss nun im Alltag der Bildungseinrichtungen von der Lehrkräften angepasst und im Unterricht realisiert werden.

7 EINSCHÄTZUNG, EMPFEHLUNGEN UND AUSBLICK

Diese Arbeit stellt einen ersten Schritt dar auf dem Weg zu einem umfassenden Konzept zum Transfermanagement der Inhalte des nationalen Expertenstandards „Dekubitusprophylaxe in der Pflege" für die pflegerische Ausbildung. Trotz der Komplexität und dem Umfang der Inhalte des Expertenstandards ist es gelungen, die Umsetzung der Präambel und Standardaussage mit Begründung sowie den sieben Kriterienebenen am Beispiel von jeweils einer exemplarischen Lerneinheit aufzuzeigen. Im Überblick zu jedem Themenschwerpunkt werden neben der exemplarischen Lerneinheit weitere Lerninhalte – Lernvoraussetzungen und Anschlussthemen – sowie mögliche Lernziele vorgestellt.

Lehrkräfte können die Inhalte des Konzeptes nutzen, um eigene Unterrichte damit zu ergänzen bzw. dort wo notwendig, diese zu vertiefen. Für die exemplarischen Lerneinheiten wurden Wissensgrundlagen zusammengefasst, die für die Arbeit mit dem Expertenstandard als Instrument zur pflegerischen Qualitätsentwicklung von Bedeutung sind. Ziel der Arbeit war nicht, zu jeder Ebene umfassendes Wissen detailliert zu beschreiben. Dies würde den Rahmen eines Konzeptes sprengen und ist nicht notwendig, da umfassende Literatur zu allen Themenbereichen vorliegt. Lehrkräfte und Lernende müssen neben dem Expertenstandard auch weitere Literatur zum Wissenserwerb und Wissenstransfer nutzen. Neben den Grundlagen zum schülerorientierten Unterricht ergänzen konkrete pädagogisch-didaktische Überlegungen das Konzept, auf der Basis des Modells zum Transfermanagement der Inhalte aus dem Expertenstandard. Die pädagogisch-didaktischen Überlegungen können von den Lehrkräften individuell angepasst werden, so dass sie in das Ausbildungskonzept der jeweiligen Bildungseinrichtung integriert werden können. Die Methoden wurden im Überblick vorgestellt. Allerdings konnten nicht alle Lernaufgaben überprüft werden. Die Fallgeschichte und die Problemaufgabe „Es ist schon gerötet..." wurde bereits erfolgreich mit den Lernenden im Unterricht umgesetzt, ebenso die Problemaufgabe „Herr Müller bleibt nicht liegen". Alle Lernaufgaben müssen jedoch mit Hilfe der „Checkliste zur Konstruktion und Evaluation von Lernaufgaben" (s. Anhang I, 153) überprüft und ggf. angepasst werden.

Die gesetzliche und curriculare Einbindung des Themas wurde aufgezeigt. Auf die Angabe von Unterrichtsstunden zur Umsetzung der Inhalte wurde verzichtet, damit diese den unterschiedlichen Bildungskonzepten der Einrichtungen angepasst werden kann. Es muss jedoch gelingen, dass in den Schulcurricula der Bildungseinrichtungen alle pflegerelevanten Themen, zu denen Expertenstandards entwickelt wurden bzw. werden, ein entsprechender Zeitrahmen eingeplant wird. Im Curriculum „Gemeinsame Pflegeausbildung" (Oelke, Menke 2002) sowie in den BIPP-Curricula (Becker u. a. 2006) sind im Rahmen der inhaltlichen Schwerpunkte die Expertenstandards bereits integriert. Dies bestätigt, dass Qualitätsentwicklung bereits in der pflegerischen Ausbildung beginnen muss. Lehrkräfte müssen Expertenstandards als Instrumente zur pflegerischen Qualitätsentwicklung und zur Verbesserung der Ausbildungsqualität nutzen. In den Berufsgesetzen (Krankenpflegegesetz, Altenpflegegesetz) sowie den Ausbildungs- und Prüfungsverordnungen müssen Expertenstandards verankert werden. Daneben müssen in nationalen Curricula verbindliche Inhalte und Unterrichtsstunden für die Themen der Expertenstandards festgelegt werden - sowohl für die theoretische als auch für die praktische Ausbildung.

Der Expertenstandard als „Mittler" zwischen Pflegewissenschaft, Pflegepraxis und pflegerischer Ausbildung – eine Utopie? Es hat sich gezeigt, dass es möglich ist, Expertenstandards in der Pflegepraxis erfolgreich zu implementieren. Allerdings muss die Nachhaltigkeit bezogen auf das Qualitätsniveau einer Einrichtung in wissenschaftlichen Untersuchungen bestätigt werden. Außerdem bleibt abzuwarten, ob es gelingt, durch Expertenstandards das Qualitätsniveau in allen pflegerischen Bereichen gleichermaßen anzuheben. Auch dazu liegen bisher noch keine wissenschaftlichen Erkenntnisse vor. In diesem Zusammenhang gewinnen die Qualitätsindikatoren an Bedeutung. Für die Patienten/Betroffenen, aber auch die Einrichtungen sowie für die Professionalität der Pflege wäre es wünschenswert, wenn es gelingen könnte, die Entstehung von Dekubitalulcera zu verhindern bzw. auf ein „Minimum zu reduzieren". Um dieses Ziel zu erreichen, müssen alle Beteiligten ihren Beitrag dazu leisten. Der Beitrag, der von Patienten/Betroffenen bzw. den Bezugspersonen im Rahmen der Dekubitusprophylaxe geleistet werden kann, basiert auf einer individuellen, bedürfnisorientierten Pflege. Dazu müssen die Beteiligten je nach Situation kompetente „Information", „Beratung" und „Anleitung" durch Pflegefachkräfte bekommen. Lernende müssen im Verlauf der Ausbildung die dafür notwendigen Kompetenzen erlangen. Das Thema „Dekubitusprophylaxe" mit den vielfältigen Dimensionen kann dazu einen wichtigen Beitrag leisten.

Pflegerische Qualitätsentwicklung bedeutet auch eine gemeinsame Anstrengung aller in der Pflege tätigen Personen. Das Pflegemanagement trägt die Verantwortung für die Qualitätsentwicklung in der Pflegepraxis und schafft die dazu notwendigen personellen, zeitlichen und finanziellen Ressourcen. Pflegefachkräfte tragen die Verantwortung für den Erwerb von Wissen sowie die Umsetzung des Wissens in der Praxis, die Evaluation und die Dokumentation. Lehrkräfte in der pflegerischen Ausbildung tragen zur pflegerischen Qualitätsentwicklung bei, indem sie die anerkannten Instrumente nutzen und die wissensbasierten Inhalte im Unterricht umsetzen. Die Lernenden erleben die Expertenstandards mit den pflegewissenschaftlichen Erkenntnissen als Basis für einen soliden Wissenserwerb im Unterricht. Gleichzeitig wird im Pflegealltag das Wissen aus den Expertenstandards umgesetzt. Der Theorie-Praxis-Transfer wird dadurch gezielt unterstützt.

In den Einrichtungen müssen geeignete Kommunikationsstrukturen geschaffen werden, damit sich im kollegialen Dialog die verschiedenen pflegerischen Bereiche mit ihrem Wissen, aber auch mit den Erfahrungen gegenseitig ergänzen und unterstützen. Dies ist meines Erachtens eine wesentliche Voraussetzung für eine nachhaltige pflegerische Qualitätsentwicklung und damit den Erfolg von Expertenstandards. Neben dem Wissenstransfer von pflegewissenschaftlichen Erkenntnissen in der pflegerischen Ausbildung sollte auch aufgezeigt werden, dass eine Verzahnung der pflegerischen Ausbildung mit der betrieblichen Fort- und Weiterbildung möglich und für die pflegerische Qualitätsentwicklung notwendig ist. Die Struktur und das Basiswissen dieses Konzeptes kann, neben der pflegerischen Ausbildung, auch in der betrieblichen Fort- und Weiterbildung eingesetzt werden. Falls Einrichtungen der stationären und ambulanten Pflege die Implementierung des Expertenstandards planen, kann das Konzept für Schulungen genutzt werden. Da die Struktur der Expertenstandards jeweils gleich ist, ist es möglich, die Inhalte von Expertenstandards in die Struktur dieses Konzeptes zu übertragen.

Wünschenswert wäre auch eine direkte Anbindung der Lehrkräfte der pflegerischen Ausbildungen und der betrieblichen Fort- und Weiterbildung an das DNQP bzw. den Lenkungsausschuss. Diese Kooperation könnte durch den Bundesausschuss (BA) für Lehrerinnen und Lehrer bzw. auf Länderebene durch die Landesarbeitsgemeinschaften der Lehrerinnen und Lehrer geschehen. Der Lenkungsausschuss des DNQP, aber auch die Berufsverbände der Lehrerinnen und Lehrer müssen die Chancen dieser Kooperation nutzen, da nur dann eine nachhaltige Qualitätsentwicklung möglich ist, wenn diese bereits in den Ausbildungen schrittweise beginnt. Gerade die Expertenstandards mit pflegerischen Kernthemen sind dazu besonders geeignet. Am Beispiel des nationalen Expertenstandards „Dekubitusprophylaxe in der Pflege" konnte dies in der vorliegenden Arbeit aufgezeigt werden. Lehrkräfte müssen zum Thema „Qualitätsentwicklung in der Pflege" und zur Entwicklung bzw. Aktualisierung von Expertenstandards kontinuierlich informiert und geschult werden um diese Instrumente fachrichtig und nachhaltig einsetzen zu können. Als Multiplikatoren/innen müssen sie den Prozess „Entwicklung - Konsentierung - Implementierung" von Expertenstandards kennen. Eine Kooperation wäre dazu ein erster Schritt.

Mit der Datenanalyse zum Thema „Dekubitusprophylaxe in der pflegerischen Ausbildung" konnten die Forschungsfragen beantwortet werden. Dadurch war es möglich Ergebnisse aus der Befragung im Konzept zu berücksichtigen und umzusetzen. Allerdings kann durch weitere Untersuchungen das Thema vertieft und einzelne Bereiche konkretisiert werden. Eine abschließende Aussage war auf Grund der offenen Fragen bei einigen Kategorien nicht möglich, da diese Fragen nicht klar genug eingegrenzt waren. Bei einer Anschlussuntersuchung könnten beispielsweise mit Hilfe von Experteninterviews Fragen vertieft und konkretisiert werden (z.B. Vor- und Nachteile von pädagogisch-didaktischen Methoden; Umfang der Beteiligung der Bildungseinrichtungen am Implementierungsprojekt; Schulungen der Lehrkräfte zum Expertenstandard).

In einem weiteren Schritt ist es nun notwendig die Vorschläge aus dem Konzept zu realisieren und weiter zu entwickeln. Der nationale Expertenstandard „Dekubitusprophylaxe in der Pflege" würde dadurch zum „Mittler" zwischen den Ansprüchen der Pflegewissenschaft, der Pflegepraxis und der pflegerischen Ausbildung. Dadurch könnte eine „Utopie" in der Realität des pflegerischen Alltags Wirklichkeit werden.

8 LITERATURVERZEICHNIS

Arets, Jos u.a. (Hrsg.): Professionelle Pflege 2. Bern, u.a., Verlag Hans Huber, 1999

Ausbildungs- und Prüfungsverordnung für die Berufe in der Altenpflege (ApflPflAPrV) vom 17.10.2003 [WWW.document] URL http://www.bmgs.bund.de/download/gesetze/gesundheitsberufe/APrVO_Krpfl.pdf. Datum: 15.06.2004

Ausbildungs- und Prüfungsverordnung für die Berufe in der Krankenpflege (KrPflAPrV) vom 26.11.2002 [WWW.document] URL http://www.bmfsfj.de/RedaktionBMFSFJ/Abteilung3/Pdf-Anhangn/ausbildungs-und-pruefungsverordnung,property=pdf,bereich=,rwb=true.pdf: Datum: 30.05.2006

Bartholomeyczik, Sabine: Sinn und Unsinn von Pflegestandards. In: Heilberufe 5/2002, 12-16

Becker, Wolfgang (Hrsg.): Ausbildung in den Pflegeberufen. Weichen stellen für die Zukunft in Theorie und Praxis. Band 2. Bielefeld, W. Bertelsmann Verlag GmbH & Co. KG, 2006

Beywl, Wolfgang; Schepp-Winter, Ellen: Zielgeführte Evaluation von Programmen – ein Leitfaden. QS 29. Materialien zur Qualitätssicherung in der Kinder- und Jugendhilfe. Berlin, Bundesministerium für Familie, Senioren, Frauen und Jugend, 2000

Bienstein, Ch., Schröder, G. u.a.: Dekubitus. Stuttgart, Thieme Verlag, 1990

Blumenstock, G.: Qualitätsmanagement im Krankenhaus: Qualitätsindikatoren der stationären Versorgung auf der Basis administrativer Daten. In: Schwartz F.W. (Hrsg.) Public Health Bd. 6. Sankt Augustin: Asgard Hipp, 1996

Buchholz, T.; Schürenberg, A.: Lebensbegleitung alter Menschen. Basale Stimulation in der Pflege alter Menschen. Bern, Verlag Hans Huber, 2003

Bundesgeschäftsstelle für Qualitätssicherung gGmbH: [WWW.document] URL http://www.bqs-online.de/. Datum: 27.05.2006

Bundesinstitut für berufliche Bildung: [WWW.document] URL http://www.bibb.de/de/. Datum: 27.05.2006

Cullum, N.,J. Deeks, T. A. Sheldon, F. Song, and A.W. Fletcher: Beds, mattresses and cushions for pressure sore prevention and treatment. In Pressure ulcer risk assessment and prevention. Technical Report., edited by J. Rycroft-Malone and E. McInness. London: RCN, 2000

Delors, Jacques u.a.: Lernfähigkeit: Unser verborgener Reichtum. UNESCO-Bericht zur Bildung für das 21. Jahrhundert. Neuwied, Kriftel, Berlin, Luchterhand, 1997

Diekmann, Andreas: Empirische Sozialforschung. Grundlagen, Methoden, Anwendungen. 12. Aufl.; Reinbek bei Hamburg, rowohlts enzyklopädie im Rowohlt Taschenbuch Verlag, 2004

DNQP (Deutsches Netzwerk für Qualitätsentwicklung in der Pflege) (Hrsg.): Expertenstandard Dekubitusprophylaxe in der Pflege. Entwicklung – Konsentierung – Implementierung. Osnabrück, Schriftenreihe des Deutschen Netzwerks für Qualitätsentwicklung in der Pflege (DNQP), 2004

DNQP (Deutsches Netzwerk für Qualitätsentwicklung in der Pflege): [WWW.document] URL http://www.dnqp.de/. Datum: 08.04.2006

Duden: Fremdwörterbuch Bd.5, Mannheim, Bibliographisches Institut, 2005

Elsbernd, Astrid.: Expertenstandards in der Pflege. Aus der Forschung für die Praxis. In: Krankendienst 3/2005, 65-72

Fichten, Wolfgang: Wissensverwendung und Praxistransfer in der beruflichen Weiterbildung am Beispiel des Kurses „Psychologische Gesundheitsförderung für Pflegepersonal. In: Fröhlich, W.; Jütte, W. (Hrsg.): Qualitätsentwicklung in der postgradualen Weiterbildung. Internationale Entwicklungen und Perspektiven. Münster u.a., Waxmann, 2004, 498-518

Flick, Uwe; Kardoff, Ernst v.; Steinke, Ines (Hrsg.): Qualitative Sozialforschung. Ein Handbuch. 4. Aufl.; Reinbek bei Hamburg, Rowohlt Taschenbuch Verlag, 2005

Friedrichs, Jürgen: Methoden empirischer Sozialforschung. Opladen, Westdeutscher Verlag GmbH 1990

Gagné, Robert, M.: Die Bedingungen des menschlichen Lernens. Beiträge zu einer neuen Didaktik. Hannover, Hermann Schroedel Verlag KG, 1980

Gesetz über die Berufe in der Altenpflege (AltPflG) vom 25.08.2003 [WWW.document] URL http://bundesrecht.juris.de/bundesrecht/altpflg/gesamt.pdf. Datum: 30.05.2006

Gesetz über die Berufe in der Krankenpflege (Krankenpflegegesetz, KrpflG) vom 16.07.2003 [WWW.document] URL http://www.bmgs.bund.de/download/gesetze/gesundheitsberufe/Kran kenpflegegesetzFassung.pdf. Datum: 15.06.2004

Gesundheitsministerkonferenz (1996): Entschließungspapier der GMK zur „Entwicklung einer systematischen Weiterentwicklung der Qualität im Gesundheitswesen", Cottbus, 1996

Gesundheitsministerkonferenz (1999): Entschließungspapier der GMK zur „Gewährleistung einer systematischen Weiterentwicklung der Qualität im Gesundheitswesen", Cottbus, 1999

Görres, Stefan u.a.: Auf dem Weg zu einer neuen Lernkultur: Wissenstransfer in der Pflege. Bern, Verlag Hans Huber, 2002

Gudjons, H.: Pädagogisches Grundwissen, 7.Auflage. Bad Heilbrunn/Obb., Verlag Julius Klinkhardt, 2001

Kellnhauser, Edith u.a. (Hrsg.): Thiemes Pflege. Professionalität erleben. Stuttgart, New York, Georg Thieme Verlag, 2004

Kerres, Andrea; Falk, Juliane; Seeberger, Bernd (Hrsg.): Lehrbuch Pflegemanagement I. Berlin u.a., Springer Verlag, 1999

Klein, G.: Schlüsselqualifikationen im Blickpunkt. In: Bildung in Baden-Württemberg, Magazin Schule, 2003, 10–11

Köther, Ilka (Hrsg.): Thiemes Altenpflege. Zeitgemäß und zukunftsweisend. Stuttgart, New York, Georg Thieme Verlag, 2005

Krohwinkel, Monika. Modell der fördernden Prozesspflege - Konzept, Verfahren und Erkenntnisse. In: Osterbrink, Jürgen (Hrsg.): Erster Internationaler Pflegetheorienkongreß in Nürnberg. Bern, Huber, 1998, 134-154

Kuratorium Deutsche Altershilfe (Hrsg.): Bundeseinheitliche Altenpflegeausbildung. Materialien für die Umsetzung der Stundentafel. Köln, Kuratorium Deutsche Altershilfe 2002

Lemke, Stefan G.: Transfermanagement. Göttingen, Verlag für angewandte Psychologie, 1995

LoBiondo-Wood, Geri; Haber, Judith: Pflegeforschung. Methoden, Bewertung, Anwendung. München, Jena, Elsevier GmbH, Urban & Fischer Verlag, 2005

Lubatsch, Heike: Dekubitusmanagement auf der Basis des Nationalen Expertenstandards. Ein Qualität entwickelndes Pflegemanagement. Hannover, Schlütersche Verlagsgesellschaft mbH & Co. KG, 2004

Mayer, Hanna: Pflegeforschung. Elemente und Basiswissen. 3. verbesserte Aufl.; Wien, Facultas Verlags- und Buchhandels AG, 2003

Meer, Cornelius v.: Problemorientiertes Lernen. In: Schwarz-Govaers, R.: Standortbestimmung Pflegedidaktik. Referate zum 1. Internationalen Kongress zur Didaktik in der Pflege. Aarau, Verlag der Kaderschule für die Krankenpflege, 1994

Menche, Nicole (Hrsg.): Pflege heute. München, Jena, Urban & Fischer, 2004

Meyer, Hilpert: Unterrichtsmethoden II: Praxisband. Berlin, Cornelsen Verlag Scriptor GmbH & Co. KG, 2000

Meyer, Hilpert: Unterrichtsmethoden I: Theorieband. Frankfurt am Main, Cornelsen Verlag Scriptor, 2002

Meyer, Hilpert: Leitfaden zur Unterrichtsvorbereitung. Berlin, Cornelsen Verlag Scriptor GmbH & Co. KG, 2003

Moust, J.; Bouhuijs, P.; Schmidt, H.: Problemorientiertes Lernen. Wiesbaden, Ullstein Medical Verlagsgesellschaft mbH & Co., 1999

Mulke-Geisler, M.: Erfahrungsbezogener Unterricht in der Krankenpflege. Berlin, Heidelberg, New York, Springer Verlag, 1994

Nightingale, F.: Notes on Nursing. What it is, and what it is not. Dover Publications, Inc., 1969

Oelke, U., Scheller, I.; Ruwe, G.: Tabuthemen als Gegenstand szenischen Lernens in der Pflege. Theorie und Praxis eines neuen pflegedidaktischen Ansatzes. Bern et al., Huber, 2000

Oelke, U.: Förderung von Schlüsselqualifikationen – Methodische Schwerpunkte – Überarbeitete Fassung eine unveröffentlichten Manuskripts von 1996, Unterrichtsscript Evang. Fachhochschule Hannover, 2002

Oelke, U., Menke, M.: Gemeinsame Pflegeausbildung. Modellversuch und Curriculum für die theoretische Ausbildung in der Alten-, Kranken- und Kinderkrankenpflege. Bern et al., Huber, 2002

Panfil, Eva-Maria; Wurster Jahin: Evidenzbasierte Pflege. Professioneller Pflegen geht nicht!? In: Dr.med.Mabuse 131, Mai/Juni 2001, 33-36

Random House: The Random House College Dictionary. Random House, New York, 2000

Scheller, Ingo: Erfahrungsbezogener Unterricht. Frankfurt am Main, Scriptor Verlag GmbH, 1987

Scheu, Peter: Projektunterricht in der Pflegeausbildung zur Kompetenzförderung. [WWW.document] URL http://www.mutzumhandeln.de/BerichtPrapro.pdf. Datum: 13.05.2004

Schiemann, D., Moers, M.: Werkstattbericht über ein Forschungsprojekt zur Weiterentwicklung der Methode der Stationsgebundenen Qualitätsentwicklung in der Pflege. Osnabrück, Schriftenreihe des Deutschen Netzwerks für Qualitätsentwicklung in der Pflege (DNQP), 2004

Schneider, Antonius; Broge, Björn; Szecsenyi, Joachim: Müssen wir messen um (noch) besser werden zu können? Die Bedeutung von Qualitätsindikatoren in strukturierten Behandlungsprogrammen und Qualitätsmanagement. In: Z.Allg.Med. 2003; 79: 547-552 ;

Schwarz-Govaers, Renate: Problemorientiertes Lernen in der Pflegeausbildung. In: www.PR-INTERNET.com für die Pflege, 2-2002, 30–42

Seel, Mechthild; Hurling, Elke: Die Pflege des Menschen im Alter. Ressourcenorientierte Unterstützung bei den AEDL. Hannover, Brigitte Kunz Verlag, Schlütersche Verlagsgesellschaft mbH & Co. KG, 2005

Shea, J.D.: Pressure sores. Classification and Management, in: Clinical Orthopaedics and Related Research, 1975 und AHCPR: Treatment of Pressure Ulcers, Clinical Practice Guideline, 1994

Springer Lexikon Pflege: Berlin u.a., Springer Verlag 2002

Thömen, D.: Problemorientiertes Lernen. Definition. [WWW.document] URL http://www.charite.de/rv/reform/Definition.html. Datum: 31.03.2004

White, Peggy; Mc Gillis Hall, Linda: Patient Safety Outcomes. In: Doran, D.D. (Hrsg.): Nursing-Sensitive Outcome. State of the Science Jones and Bartett Publishers, Sudbury, USA, 2003

Wittneben, Karin: Pflegekonzepte in der Weiterbildung zur Pflegelehrkraft. Über Voraussetzungen und Perspektiven einer kritisch-konstruktiven Didaktik der Krankenpflege. Europäische Hochschulschriften. Reihe XI. Pädagogik Bd./Vol. 473. Frankfurt am Main et al., Verlag Peter Lang, 1998

Anhang I
Reader

Reader

Der nationale Expertenstandard
„Dekubitusprophylaxe in der Pflege"

Hinweis

Dieser Reader stellt eine Zusammenfassung zum Thema für die Lernen-den/die Lernbegleiter dar. Der Reader muss jedoch individuell an das Bildungskonzept der Einrichtung angepasst werden.

Inhalt

- Einführung in das Thema „Der nationale Expertenstandard Dekubi-tusprophylaxe in der Pflege";
- Zusammenfassung der Präambel (mit Studienaufgabe) sowie die Standardaussage mit Begründung;
- Der nationale Expertenstandard - Standardaussage und Kriterienebe-nen - Überblick;
- Lernaufgaben sowie zur Bearbeitung den „Leitfaden für den Sieben-sprung";

- Checkliste zur Konstruktion und Evaluation von Lernaufgaben für die Lernbegleiter;

- Fallgeschichte „Es ist schon gerötet..." und Arbeitsaufträge zu Grup-penarbeiten;
- Beispiel für Lernbegleiter - Individueller Bewegungsplan;
- Beispiel für Lernbegleiter - Informationsblatt;
- Überblick für Lernbegleiter - Abgrenzung „Dekubitus ersten Grades zu anderen Hautphänomenen" - Beispiele;

Der nationale Expertenstandard „Dekubitusprophylaxe in der Pflege" -
Einführung

Im Expertenstandard „Dekubitusprophylaxe in der Pflege" wird die Dekubitusprophylaxe als „Herzstück" der Pflege bezeichnet. Im Bereich der
Dekubitusprophylaxe können Pflegefachkräfte weitgehend eigenständig
agieren und müssen damit auch die Verantwortung für ihr Handeln und
die Ergebnisse übernehmen. Im Mittelpunkt der Prophylaxe stehen sowohl die Maßnahmen zum Erkennen und zur Einschätzung des Dekubitusrisikos als auch die Maßnahmen zur Verhütung eines Druckgeschwürs (vgl. DNQP 2004, 36). Schon 1860 schreibt Florence Nightingale
in den „Notes of Nursing": „If a patient (…) has a bed-sore, it is generally the
fault not of the disease, but of the nursing" (Nightingale 1969, 8). Da der Entstehung eines Dekubitus in der Regel entgegengewirkt werden kann,
formuliert auch die Expertengruppe als zentrales Ziel die „Verhinderung
eines Dekubitus" (DNQP 2004, 37).

Grundlagen dieser Lernsituation zum Thema „Dekubitusprophylaxe"
sollen die pflegewissenschaftlichen Erkenntnisse sowie die Struktur des
nationalen Expertenstandards „Dekubitusprophylaxe in der Pflege" sein.

Von zentraler Bedeutung bei der Vermeidung eines Dekubitus ist die intakte Haut von Patienten/Betroffenen als eindeutig beschreibbare Messgröße. Im Gegensatz dazu kann ein Dekubitalulcus von Pflegefachkräften sofort identifiziert werden, da mit Beginn des ersten Schweregrades
die Haut sichtbar nicht mehr intakt ist. Die Schädigung lässt sich objektiv
beschreiben und dokumentieren und ist messbar. Zudem lässt sich der
Schweregrad der entstandenen Gewebsschädigung beschreiben und dokumentieren, da je nach Stadium aufwändige und kostenintensive Maßnahmen eingeleitet werden müssen. Für Pflegefachkräfte bietet die
Messbarkeit zum einen die Möglichkeit Erfolge sichtbar zu machen, zum
anderen lassen sich auch Misserfolge und Pflegefehler messen und beschreiben.

Die Expertengruppe formuliert in der Standardaussage, dass die Entstehung von Dekubitalulcera zu verhindern bzw. auf ein Minimum zu re-

duzieren ist. Zudem werden Beispiele für mögliche Personengruppen benannt, bei denen ein Dekubitalulcus nicht immer vermeidbar ist.

Gerade in Zeiten der knappen Ressourcen an Personal, Geld und Zeit gewinnen Instrumente wie der Expertenstandard im Rahmen der pflegerischen Qualitätsentwicklung in allen Bereichen der Pflege immer mehr an Bedeutung. Ziel ist es, das Qualitätsniveau in allen pflegerischen Bereichen gleichermaßen zu erhöhen. Die Ergebnisse aus den Erfahrungen bei der Implementierung des Expertenstandards zeigen, *„dass mit der Wahl geeigneter Konzepte und Instrumente die vielfach restriktiven Rahmenbedingungen der Pflege gemeistert werden können"* (DNQP 2004, 9).

Präambel – Zusammenfassung (vgl. DNQP 2004, 38 ff.)

Druckgefährdete Personen sind in allen Einrichtungen des Gesundheitswesens anzutreffen, deshalb richtet sich der Expertenstandard an alle Mitglieder der verschiedenen Pflegeberufe. Mit der Bezeichnung „Pflegefachkraft" sollen sich alle Berufsgruppen übergreifend angesprochen fühlen. Für druckgefährdete Personen wurde das Begriffspaar „Patient/Betroffener" gewählt, um den unterschiedlichen Zielgruppen gerecht zu werden.

Der Expertenstandard basiert auf einer umfassenden Literaturanalyse der nationalen und internationalen Fachliteratur sowie der Praxisexpertise der Mitglieder der Expertenarbeitsgruppe.

In der Standardaussage und in Ergebniskriterium 7 wird die Verhinderung eines Dekubitus als zentrales Ziel formuliert. In der Regel kann der Entstehung eines Dekubitus entgegengewirkt werden. Einschränkungen bestehen für Personengruppen,

- bei denen die gesundheitliche Situation gegen eine konsequente Anwendung der erforderlichen Maßnahmen spricht (z. B. bei lebensbedrohlichen Zuständen);
- bei denen eine andere Prioritätensetzung erforderlich ist (z. B. bei Menschen in der Terminalphase ihres Lebens),
- bei denen die prophylaktischen Maßnahmen wirkungslos sind (z. B. gravierende Störungen der Durchblutung, auch unter Einnahme zentralisierender Medikamente).

Die inhaltliche und formale Gestaltung des Standards orientiert sich an der internationalen Struktur, die auch im europäischen Netzwerk angewandt wird (kurze eindeutige Standardaussage, inhaltliche Begründung, messbare Struktur-, Prozess- und Ergebniskriterien). Die Auswahl ist auf zentrale Aspekte ausgerichtet um den Standard vor allgemeinen Aussagen zu bewahren (z. B. „regelmäßige Fortbildungen veranstalten", „Pflegemaßnahmen dokumentieren", „Pflegeprozess anwenden").

Den impliziten allgemeinen Qualitätszielen und -kriterien, kommt eine richtungweisende Funktion im Rahmen der Implementierung des Standards in die Pflegepraxis zu. Es lassen sich wertvolle Anhaltspunkte für den Aufbau einer geeigneten Infrastruktur für kontinuierliche Qualitätsentwicklung in der Pflege ableiten.

Die allgemeine Zielsetzung besteht in einer individuellen, bedürfnisorientierten Pflege von Patienten/Betroffenen, die sich bei Bedarf auch an Angehörige richten kann. Grundlage sind die

- *„theoriegeleitete Anwendung der Pflegeprozessmethode einschließlich der Bewertung des Pflegeerfolges;*
- *Orientierung an körperlichen, psychischen, sozialen, seelischen und spirituellen Bedürfnissen der Patienten/Betroffenen;*
- *aussagekräftige Dokumentation des Pflegeprozesses als wichtige Datenquelle für die Qualitätsmessung;*
- *Zusammenarbeit mit den anderen Gesundheitsfachberufen"* (DNQP 2004, 38).

Der Expertenstandard beschreibt den Beitrag der Pflege zur Dekubitusprophylaxe. Maßnahmen müssen in Zusammenarbeit aller beteiligten Akteure (Berufsgruppen- und Sektoren übergreifend), einschließlich des Patienten/Betroffenen selbst erfolgen. Die Delegation von Tätigkeiten der Pflegefachkraft an Pflegehilfskräfte erfolgt im Rahmen ihrer Verantwortlichkeit. Der Einsatz von Technik und Hilfsmitteln bietet eine sinnvolle Unterstützung, ersetzt jedoch nicht die notwendige Förderung, Anleitung und Unterstützung bei der körpereigenen Bewegung des Patienten/Betroffenen.

Zur effektiven Einführung des Standards in eine Gesundheitseinrichtung bedarf es der gemeinsamen Bemühung aller Beteiligten:
- Die Managementebene trägt Verantwortung für die Bereitstellung von Wissen sowie für die Bereitstellung von Hilfsmitteln und Materialien.
- Pflegefachkräfte tragen die Verantwortung für den Erwerb von Wissen und die Umsetzung des Standards im pflegerischen Alltag.

Die Reduktion der Dekubitusinzidenz kann nur in einer gemeinsamen Anstrengung aller Beteiligten erfolgreich erreicht werden.

Standardaussage: Jeder dekubitusgefährdete Patient/Betroffene erhält eine Prophylaxe, die die Entstehung eines Dekubitus verhindert.

Begründung:
*Ein Dekubitus gehört zu den gravierenden Gesundheitsrisiken hilfe- und pflege-bedürftiger Patienten/Betroffener. Angesicht des vorhandenen Wissens über die weitgehenden Möglichkeiten der Verhinderung eines Dekubitus ist die Reduzie-rung auf ein Minimum anzustreben. **Von herausragender Bedeutung ist, dass das Pflegefachpersonal systematische Risikoeinschätzung, Schu-lung von Patienten/Betroffenen, Bewegungsförderung, Druckreduzierung und die Kontinuität prophylaktischer Maßnahmen gewährleistet** (DNQP 2004, 39).*

Lernaufgabe 1

Studienaufgabe zur Präambel und Standardaussage mit Begründung

Studieren Sie die Zusammenfassung der Präambel des Expertenstandards „Dekubitusprophylaxe in der Pflege" und die Standardaussage mit Begründung. Nutzen Sie dazu die nachfolgenden Bearbeitungsschritte:

Dauer: Schritt 1–2: 20 Minuten; Schritt 3: Selbststudium: 45 Min.; Schritt 4: 25 Minuten
Gruppengröße: 7 Personen

Leitung:
_____Protokollant:_____

Begleitung: Lernbegleiter/in

1. Schritt:	Studiert die Aufgabe und versucht nachzuvollziehen, was erwartet wird;
2. Schritt:	Einigt euch, wie ihr bei der nächsten Zusammenkunft darüber berichten wollt (z.B. Austausch über die Inhalte der Präambel; Unklarheiten des Textes besprechen, offene Lernfragen);
3. Schritt:	Selbststudium;
4. Schritt:	Tauscht euch in der Arbeitsgruppe aus, nach der vereinbarten Methode.

Quelle: vgl. Moust u. a. 1999, 38

Der nationale Expertenstandard „Dekubitusprophylaxe in der Pflege"

Standardaussage: Jeder dekubitusgefährdete Patient/Betroffene erhält eine Prophylaxe, die die Entstehung eines Dekubitus verhindert.

Begründung: Ein Dekubitus gehört zu den gravierenden Gesundheitsrisiken hilfe- und pflegebedürftiger Patienten/Betroffener. Angesichts des vorhandenen Wissens über die weitgehenden Möglichkeiten der Verhinderung eines Dekubitus ist die Reduzierung auf ein Minimum anzustreben. Von herausragender Bedeutung ist, dass das Pflegefachpersonal systematische Risikoeinschätzung, Schulung von Patienten/Betroffenen, Bewegungsförderung, Druckreduzierung und die Kontinuität prophylaktischer Maßnahmen gewährleistet.

Struktur	Prozess	Ergebnis
S 1 Die Pflegefachkraft verfügt über aktuelles Wissen zur Dekubitusentstehung sowie Einschätzungskompetenz des Dekubitusrisikos.	P 1 Die Pflegefachkraft beurteilt das Dekubitusrisiko aller Patienten/Betroffenen, bei denen eine Gefährdung nicht ausgeschlossen werden kann, unmittelbar zu Beginn des pflegerischen Auftrages und danach in individuell festzulegenden Abständen sowie unverzüglich bei Veränderungen der Mobilität, der Aktivität und des Druckes u. a. mit Hilfe einer standardisierten Einschätzungsskala (z. B. Braden, Waterlow oder Norton)	E 1 Eine aktuelle systematische Einschätzung der Dekubitusgefährdung liegt vor.
S 2 Die Pflegefachkraft beherrscht haut- und gewebeschonende Bewegungs-, Lagerungs- und Transfertechniken.	P 2 Die Pflegefachkraft gewährleistet auf der Basis eines individuellen Bewegungsplanes sofortige Druckentlastung	E 2 Ein individueller Bewegungsplan liegt vor.

	durch die regelmäßige Bewegung des Patienten/Betroffen, z. B. 30° Lagerung, Mikrobewegung, reibungs- und scherkräftearmen Transfer, und fördert soweit als möglich die Eigenbewegung des Patienten/Betroffen	
S 3a Die Pflegefachkraft verfügt über die Kompetenz, geeignete druckreduzierende Hilfsmittel auszuwählen. S 3b Druckreduzierende Hilfsmittel (z. B. Weichlagerungskissen und -matratzen) sind sofort zugänglich, Spezialbetten (z. B. Luftkissenbetten) innerhalb 12 h.	P 3 Die Pflegefachkraft wendet die geeigneten druckreduzierenden Hilfsmittel an, wenn der Zustand des Patienten/Betroffen eine ausreichende Bewegungsförderung bzw. Druckentlastung nicht zulässt.	E 3 Der Patient/Betroffene befindet sich unverzüglich auf einer für ihn geeigneten druckreduzierenden Unterlage, druckreduzierende Hilfsmittel werden unverzüglich angewendet.
S 4 Die Pflegefachkraft kennt neben Bewegungsförderung und Druckreduktion weitere geeignete Interventionen zur Dekubitusprophylaxe, die sich aus der Risikoeinschätzung ergeben.	P 4 Die Pflegefachkraft leitet auf der Grundlage der Risikoeinschätzung für alle identifizierten Risikofaktoren weitere Interventionen ein, die beispielsweise die Erhaltung und Förderung der Gewebetoleranz dienen.	E 4 Die durchgeführten Interventionen zu den Risikofaktoren sind dokumentiert.
S 5 Die Pflegefachkraft verfügt über Fähigkeiten, Informations- und Schulungsmaterial zur Anleitung und Beratung des Patienten/Betroffen und seiner Angehörigen zur Förderung der Eigenbewegung des Patienten/Betroffen und zur	P 5 Die Pflegefachkraft erläutert die Dekubitusgefährdung und die Notwendigkeit von prophylaktischen Maßnahmen, plant diese individuell mit dem Patienten/Betroffen und seinen Angehörigen.	E 5 Der Patient/Betroffene und seine Angehörigen kennen die Ursachen der Dekubitusgefährdung sowie die geplanten Maßnahmen und wirken auf der Basis ihrer Möglichkeiten an deren Umsetzung mit.

Druckreduktion.		
S 6 Die Einrichtung stellt sicher, dass alle an der Versorgung des Patienten/Betroffenen Beteiligten den Zusammenhang von Kontinuität der Interventionen und Erfolg der Dekubitusprophylaxe kennen und gewährleistet die Informationsweitergabe über die Dekubitusgefährdung an externe Beteiligte.	P 6 Die Pflegefachkraft informiert die an der Versorgung des dekubitusgefährdeten Patienten/Betroffenen Beteiligten über die Notwendigkeit der kontinuierlichen Fortführung der Interventionen (z. B. Personal in Arztpraxen, OP- und Röntgenabteilungen, oder Transportdiensten).	E 6 Die Dekubitusgefährdung und die notwendigen Maßnahmen sind allen an der Versorgung des Patienten/Betroffenen bekannt.
S 7 Die Pflegefachkraft verfügt über die Kompetenz, die Effektivität der prophylaktischen Maß nahmen zu beurteilen.	P 7 Die Pflegefachkraft begutachtet den Hautzustand des gefährdeten Patienten/Betroffenen in individuell zu bestimmenden Zeitabständen.	E 7 Der Patient hat keinen Dekubitus.

Quelle: DNQP 2004, 40

Lernaufgabe 2
Problemaufgabe: „Es ist schon gerötet…"

Herr Wilhelm Müller, 67 Jahre alt, kommt zu Aufnahme in ihre Einrichtung. In Begleitung seiner Ehefrau wird er liegend gebracht. Sie arbeiten als Auszubildende im ersten Ausbildungsjahr mit einer Pflegefachkraft zusammen und versorgen Hr. Müller. Seine rechte Körperhälfte kann er kaum bewegen.

Die Ehefrau charakterisiert ihren Mann als einen sehr lebhaften, offenen und liebenswürdigen Menschen, der gerne in seinem Garten gearbeitet hat und diesen sehr liebt. Allerdings wäre das in den letzten Wochen nicht möglich gewesen, da ihr Mann immer müde war und nur zum Essen aufgestanden ist. Ansonsten sei er oft auf dem Sofa eingeschlafen oder gar nicht erst aufgestanden. Am liebsten liege ihr Mann auf dem Rücken.

Hr. Müller wirkt sehr angespannt und man kann sehen, dass er große Angst hat. Beim Ausziehen des Unterhemdes hilft Hr. Müller mit und es gelingt ihm das Unterhemd über den Kopf zu ziehen. Auch beim Anziehen des Schlafanzugoberteils hilft Hr. Müller mit.

Seine Haut wirkt pergamentartig und ist sehr faltig. Da Hr. Müller nicht stehen kann, heben Sie ihn mit ihrer Kollegin ins Bett. Als sie ihn ausziehen, sehen sie, dass die Haut am Gesäß gerötet ist. Als Sie ihm die Strümpfe ausziehen entdecken sie, dass auch die Fersen sehr stark gerötet sind. Herr Müller hat keine Schmerzen. Auch die geröteten Hautpartien spürt er nicht.

Lernaufgabe 3

Problemaufgabe „Herr Müller bleibt nicht liegen"

Herr Müller ist Patient/Bewohner in Ihrer Einrichtung. Sein Bett steht an der Wand. Gerade waren, wie jeden Abend um 18.30 Uhr, zwei Pflegende zur Positionsveränderung von Herrn Müller im Zimmer. Hr. Müller wird immer um diese Zeit auf die gesunde Seite in Blickrichtung zur Wand gelagert. „Er dreht sich ja gleich wieder zurück", sagt die Pflegekraft beim Verlassen des Zimmers ...

Lernaufgabe 4

Problemaufgabe „Fr. Müller ist ratlos"

Fr. Müller möchte ihren Mann zu Hause weiter versorgen. Sie kennt bereits geeignete Maßnahmen und Hilfsmittel zur Druckentlastung. Fr. Müller weiß, dass die Haut ihres Mannes sehr empfindlich ist. Er selber hat in den letzten Wochen wenig gegessen und getrunken. Fr. Müller schaut Sie fragend an ...

Lernaufgabe 5

Problemaufgabe „Das müssen wir untersuchen"

Hr. Müller muss zu einer Untersuchung. Diese ist für 8.30 Uhr am nächsten Tag vorgesehen. „Wir werden Ihnen aber das Mittagessen warm stellen" erklärt die Pflegefachkraft Herrn Müller am Abend vor der Untersuchung, als er beim Positionswechsel auf die gelähmte Seite unterstützt wird.

Arbeitsauftrag für die Lernaufgaben:

Problemaufgabe
Studieren Sie die vorliegende Lernaufgabe und klären Sie die Problemstellung mit Hilfe des Siebensprungs.

Hinweis
Die Zeiten für die Bearbeitung mit dem „Siebensprung" müssen im „Leitfaden für den Siebensprung" ggf. angepasst werden.

Leitfaden für den Siebensprung

Dauer: Schritt 1–5: 45 Minuten; Schritt 6: Einzelstudium; Schritt 7: 45 Minuten

Gruppengröße: 7-12 Personen

Leitung:

_____Protokollant:_____

Begleitung: Lernbegleiter/in

Schritt	Tätigkeiten
1. Schritt: 1–5 Minuten Klärt unverständliche Fachausdrucke und Begriffe.	• Prüft, welche Fachausdrücke und Begriffe der Problemaufgabe unbekannt sind, und klärt diese untereinander (ggf. kurze Definition der Begriffe notieren; unbekannte Begriffe kennzeichnen – diese bleiben ohne weitere Diskussion stehen).
2. Schritt: 5–10 Minuten Definiert das Problem. Dabei geht es um die Zentralfrage, die sich aus der Aufgabe ergibt.	• Sammelt Fragen in der Gruppe zu: Was ist hier das Problem? Was verstehe ich nicht? Was macht mich neugierig? (ähnliche Fragen anschließend zusammenfassen)
3. Schritt: 10–15 Minuten Analysiert das Problem (sucht Lösungen aufgrund des Vorwissens/mit Hilfe eines Brainstormings).	• Überlegt Euch, was Ihr zu diesen Fragen schon alles wisst oder vermutet. Stellt vorläufige Behauptungen auf (diese auf einem Plakat/Moderationskarten sammeln).
4. Schritt: 10–15 Minuten Ordnet die verschiedenen Erklärungen aus Schritt 3.	• Sucht Überbegriffe zu den genannten Überlegungen und ordnet sie diesen zu (mit Hilfe des Plakates bzw. der Moderationskarten).
5. Schritt: 5 Minuten + 10 Minuten Auswertung. Formuliert Lernfragen (oder Lernziele).	• Notiert, welche Fragen/Ziele zu diesen Themen zu bearbeiten sind; konzentriert Euch auf das Wesentliche und sichert ab, dass alle wissen, was zu tun ist.

6. Schritt: Selbststudium: Verschaffe dir zusätzliche Informationen außerhalb der Gruppe a) Mache einen Plan.	• Bestimme die festgelegten und die weniger festgelegten Verpflichtungen; • prüfe die Verfügbarkeit der Einrichtungen; • bestimme bevorzugte Zeiten für das Selbststudium; • plane die Studieraktivitäten effizient; • stelle überprüfbare Ziele auf und setze dich damit auseinander.
b) Wähle Informationsquellen aus.	• Wähle auf der Basis der speziellen Fragestellungen die Informationen aus; • stelle Schlüsselwörter für die Auswahl zusammen; • bestimme und überfliege die relevanten Informationsquellen (Literatur, Internet, Experten).
c) Studiere die Quellen.	• Studiere auf der Basis der Lernziele; • überlege, ob das, was du gelernt hast, auch verstanden wurde, in Bezug auf Logik und Argumentation; • stelle Beziehungen her zwischen dem neuen Wissen und dem eigenen Vorwissen; • mache Notizen und Schemata.
d) Bereite einen Bericht vor.	• Mache Notizen während des Selbststudiums (notiere zitierte Quellen); • überprüfe kritisch das Studienmaterial; • bestimme, inwieweit das Erlernte kurz und klar präsentiert werden kann; • überlege, was in der Gruppe ausgehandelt werden muss.
7. Schritt: 45 Minuten + 10 Minuten. Fasst zusammen und überprüft die neuen Informationen in der Gruppe.	• Die Ergebnisse der Einzel- oder Kleingruppenarbeit werden zusammengetragen und diskutiert. Die erarbeiteten Informationen werden ausgetauscht.

Quelle: vgl. Moust u. a. 1999, 21 ff, modifiziert nach Schwarz-Govaers 2002, 33 f.

A 1 Tab. 1: Checkliste zur Konstruktion und Evaluation von
Lernaufgaben

Themen	Kriterien	Einschätzung (ankreuzen) Vorhanden - Nicht vorhanden Angemessen - Nicht angemessen				
		1	2	3	4	5

1.
Inhalt
der
Lernauf-
gabe
	• Titel (Hauptthema der Aufgabe)
	• Text (Situations-, Fallbeschreibung)
	• Literatur (Bücher und Medienangabe
	  f. Lernbegleiter)
	• intendierte Lernziele (für den Lern-
	  begleiter)
	• Signalworte (für den Lernbegleiter)
	• evtl. Hinweise zur Problemstellung
	  und zur Zielerreichung (Handbuch
	  für Lernbegleiter)					

2.
Zielset-
zung der
Lernauf-
gabe
	• Übereinstimmung mit Blockzielen
	  und -inhalten (thematischer Rah-
	  men)					

	• Praxisrelevanz (Praktikumsbezug)					
	• Aufbau der Lernaufgaben (Reihen- folge, Unabhängigkeit)					

	• Zielniveau (Informationen kennen,
	  verstehen, anwenden, analysieren,
	  vernetzen, beurteilen)					

	• evtl. Zusammenhang zwischen den
	  einzelnen Lernaufgaben (Unter-
	  schiede, Ähnlichkeiten)					

	• Multidisziplinarität (fächerübergrei- fende Aufgaben, Ziele, Inhalte)					
3. Lernpro- zess der Lernauf- gabe	• Aktualität (neuere Texte, Artikel, Themen)					

	• Problemhaltigkeit (echte Herausfor-
	  derung, echte Fragen, Interesse we-
	  cken, einen kognitiven Kon-
	  flikt/Betroffenheit auslösen, keine
	  einfache Lösung provozieren)					

	• Vorwissen der Lernenden (an Alltagswissen und -erfahrungen anknüpfen)				
	• Komplexität (nicht zu viel, nicht zu wenig Information, möglichst keine Ablenker)				
4. Form der Lernaufgabe	• Umfang (höchstens eine Seite)				
	• Aufgabenvariation (Problem-, Diskussions-, Strategie-, Anwendungsaufgabe)				
	• Textarten (Fallbeispiel, Gesprächsprotokoll, Zeitungsausschnitt, Forschungsbericht, usw.)				
5. Rahmenbedingungen für Lernaufgaben	• Zeit (zur Bearbeitung der Lernfragen/zum Selbststudium/zur Besprechung der Ergebnisse)				
	• Vernetzung mit dem Ausbildungsprogramm (Themen/Inhalte/sonstige Ziele)				
	• Verbindung mit anderen Lehr-/Lernformen (Vorlesung, Übungen, Lernwerkstatt, Praktikum)				
	• Anzahl (Lernaufgaben innerhalb einer Sequenz/einer Phase)				
	• Vorbereitung auf POL (Ziele, Rollen, Schritte)				
	• Medien (Bereitstellung von Literatur, Audio-visuelle Medien, Internet, Studienplätze)				
6. Evaluation der Lernaufgaben	• Evaluation durch Studierende				
	• Evaluation durch Lernbegleiter/Blockverantwortliche				
	• Überprüfung der Evaluationen und Überarbeitungen (Zeitpunkt ist festgelegt)				

Quelle: Schwarz-Govaers 2002, 40 f.

Fallgeschichte „Es ist schon gerötet..."

Herr Wilhelm Müller, 67 Jahre alt, kommt zu Aufnahme in ihre Einrichtung. In Begleitung seiner Ehefrau wird er liegend gebracht. Sie arbeiten als Auszubildende im ersten Ausbildungsjahr mit einer Pflegefachkraft zusammen und versorgen Hr. Müller. Seine rechte Körperhälfte kann er kaum bewegen. Als besonders schwierig zeigt sich die Kommunikation, da er aufgrund einer Sprachstörung kaum zu verstehen ist. Allerdings kann er auf Fragen mit „ja" und „nein" gezielt antworten.

Die Ehefrau charakterisiert ihren Mann als einen sehr lebhaften, offenen und liebenswürdigen Lebenspartner, der gerne in seinem Garten gearbeitet hat und diesen sehr liebt. Allerdings wäre das in den letzten Wochen nicht möglich gewesen, da ihr Mann immer müde war und nur zum Essen aufgestanden ist. Ansonsten sei er oft auf dem Sofa eingeschlafen oder gar nicht erst aufgestanden. Am liebsten liege ihr Mann auf dem Rücken. Er ist leicht übergewichtig, hat aber in den letzten Wochen an Gewicht abgenommen.

Es ist bekannt, dass Hr. Müller eine Zuckerkrankheit hat. Seine Haut wirkt pergamentartig und ist sehr faltig. Eine alte Verletzung am linken Bein führt durch narbige Verwachsungen zu einer zusätzlichen Bewegungseinschränkung. Da Hr. Müller nicht stehen kann, heben Sie ihn mit ihrer Kollegin ins Bett. Als sie ihn ausziehen, sehen sie, dass die Haut am Gesäß gerötet ist. Als Sie ihm die Strümpfe ausziehen entdecken sie, dass auch die Fersen gerötet sind. Herr Müller hat keine Schmerzen. Auch die geröteten Hautpartien spürt er nicht.

Hr. Müller wirkt sehr angespannt und man kann sehen, dass er große Angst hat. Nachdem Sie ihm die Schlafanzughose angezogen haben, wird Hr. Müller durch die Pflegefachkraft über den weiteren Ablauf informiert. Beim Ausziehen des Unterhemdes hilft Hr. Müller mit und es gelingt ihm das Unterhemd über den Kopf zu ziehen.

Als seine Ehefrau wieder bei ihm ist, entspannt sich Hr. Müller und wird wieder ruhiger. Die Eheleute wirken jedoch unsicher und ängstlich und schauen Sie und ihre Kollegin fragend an. „Zunächst müssen wir herausfinden, wie stark gefährdet Sie sind, für weitere Druckstellen", erklärt die Pflegefachkraft. „Dies müssen wir auf jeden Fall verhindern". Sie bemerken, dass sich Hr. Müller große Sorgen macht und ängstlich wirkt. „Ich weiß, dass Sie sich große Sorgen machen, Hr. Müller, aber wir werden Sie und ihre Ehefrau immer genau informieren. Allerdings dürfen wir keine Zeit verlieren".

Neben einem ausführlichen Gespräch zum pflegerischen Assessment wird zur Einschätzung des Dekubitusrisikos die Risikoskala nach Braden verwendet. Für den nächsten Tag plant die Pflegefachkraft ein Beratungsgespräch mit Hr. und Fr. Müller.

Später erklärt ihnen die Pflegefachkraft, dass Sie durch die Einführung des nationalen Expertenstandards „Dekubitusprophylaxe in der Pflege" aktuelles Wissen erlernt hat und dies jetzt im Pflegealltag umsetzen kann. „Gleichzeitig leiste ich einen Beitrag um die pflegerische Qualität in der Einrichtung mit zu entwickeln", erklärt sie weiter. „Expertenstandard Dekubitusprophylaxe in der Pflege", wiederholen sie fragend, „aber.... sind denn nicht alle Pflegekräfte nach der Ausbildung Expertinnen?"

Gruppenarbeit 1
„Einführung in das komplexe Thema Expertenstandard „Dekubitusprophylaxe in der Pflege"

- Studieren Sie das Fallbeispiel.
- Welche Fachausdrücke und Begriffe sind unbekannt? Klären Sie diese zunächst untereinander (ggf. kurze Definition der Begriffe notieren; unbekannte Begriffe kennzeichnen – diese bleiben ohne weitere Diskussion stehen).
- Sammeln Sie Fragen in der Gruppe zu: Was ist hier das Problem? Was verstehe ich nicht? Was macht mich neugierig?
- Notieren Sie welche Fragen/Ziele zu diesen Themen zu bearbeiten sind (mit Hilfe eines Plakates bzw. der Moderationskarten)

Gruppenarbeit 2
„Die Präambel des Expertenstandards"

- Studieren Sie die Präambel des Expertenstandards und fassen Sie inhaltliche Schwerpunkte zusammen;
- Notieren offene Fragen / Unklarheiten / Probleme;
- Stellen Sie Ihre Ergebnisse mit Hilfe von Plakaten / Moderationskarten im Plenum der Klasse vor.

Gruppenarbeit 3
Systematische Risikoeinschätzung

Umgang mit Risikoskalen z. B. Bradenskala, (modifizierte) Nortonskala, Waterlowskala. Nutzen Sie zur systematischen Risikoeinschätzung die einrichtungsspezifische Risikoskala.

Hinweis

Zum Vergleich können im Rahmen des Unterrichts die unterschiedlichen Skalen eingesetzt werden.

Fallgeschichte „Es ist schon gerötet..."

- Ermitteln Sie offensichtliche Risikofaktoren, die Sie im Fallbeispiel finden;
- Ergänzen Sie mögliche Risikofaktoren aus Ihrem Erfahrungswissen;
- Erstellen Sie zu den Risikofaktoren ein individuelles Ressourcenprofil für Hr. Müller;

- Nutzen Sie jeweils die drei unterschiedlichen Skalen zur Risikoeinschätzung und vergleichen Sie die Ergebnisse in der Gruppe;
- Gemeinsame Auswertung im Plenum der Klasse.

Gruppenarbeit 4
Entwicklung eines individuellen Bewegungsplanes für Hr. Müller
„Herr Müller bleibt nicht liegen"
Herr Müller ist Patient/Bewohner in Ihrer Einrichtung. Sein Bett steht an der Wand. Gerade waren, wie jeden Abend um 18.30 Uhr, zwei Pflegende zur Positionsveränderung von Herrn Müller im Zimmer. Hr. Müller wird immer um diese Zeit auf die gesunde Seite in Blickrichtung zur Wand gelagert. „Er dreht sich ja gleich wieder zurück", sagt die Pflegekraft beim Verlassen des Zimmers ...

Arbeitsauftrag: Erstellen Sie einen individuellen Bewegungsplan für Hr. Müller. Wie sind Sie vorgegangen? Was haben Sie beachtet? Stellen Sie Vor- und Nachteile Ihres Planes vor.

Gruppenarbeit 5 (ggf. als Partnerarbeit)
Erstellen Sie eine Pflegeplanung für Hr. Müller

Erstellen Sie mit Hilfe der Informationen aus der Fallgeschichte „Es ist schon gerötet" eine Pflegeplanung für Hr. Müller
Hr. Müller bekommt bereits fachrichtige Unterstützung zur Förderung der Eigenbewegung und zum Positionswechsel sowie zur Druckentlastung. Ein individueller Bewegungsplan wurde erstellt.

Erstellen Sie eine Pflegeplanung zu den Schwerpunkten
- Förderung der Gewebetoleranz für Druck;
- Deckung des individuellen Nahrungs- und Flüssigkeitsbedarfs;
- Erhaltung und Förderung der Kontinenz.

Gruppenarbeit 6
„Information", „Beratung" und „Anleitung" in der Pflege

„Information in der Pflege"
Entwicklung eines Instrumentes zur Weitergabe von „Informationen" an Patienten/Betroffene/ggf. Bezugspersonen (z. B. Entwicklung eines Informationsblattes).
Stellen Sie die Schritte, die Sie bei der Entwicklung des Instrumentes beachtet haben, sowie das Instrument im Plenum der Klasse mit geeigneten Medien vor.

Mögliche Themen
- Was ist ein Dekubitus? Wie und wo entsteht ein Dekubitus?
- Welche Möglichkeiten haben Patienten/Betroffene, an der Vermeidung eines Dekubitus mitzuarbeiten?

„Beratung in der Pflege"
Entwicklung eines Instrumentes zur „Beratung" von Patienten/Betroffenen/ggf. Bezugspersonen

Situationsbeschreibung
Hr. Müller soll eine geeignete Matratze zur Druckreduzierung bekommen. Sie beraten Hr. Müller und seine Frau über unterschiedliche Matratzen und über die Notwendigkeit von Eigenbewegung und Positionswechsel. Bitte denken Sie bei der Beratung auch an mögliche Nebenwirkungen der Spezialmatratze und ggf. Lösungsmöglichkeiten. Planen Sie den Ablauf des Beratungsgespräches. Demonstrieren Sie die Beratungssituation mit Hilfe eines Rollenspieles im Plenum der Klasse.

„Anleitung in der Pflege"
Hr. Müller kennt die Probleme mit seiner Haut. Auch Fr. Müller weiß um die empfindliche Haut ihres Mannes. Gestalten Sie eine Anleitesituation mit Hr. Müller und seiner Frau über die Möglichkeiten einer gezielten Hautbeobachtung und Hautpflege. Planen Sie dazu eine Anleitesituation (z. B. Zeit, Ort, inhaltliche Schwerpunkte, benötigtes Material). Führen Sie die Anleitung im Plenum der Klasse durch.

Gruppenarbeit 7 (ggf. Partnerarbeit)

Entwicklung Sie in Ihrer Gruppe ein geeignetes Instrumentes zur abteilungsübergreifenden und interprofessionellen Informationsweitergabe über die Dekubitusgefährdung von Patienten/Betroffenen.

- Welche Informationen müssen externe Beteiligte bekommen, damit die Interventionen zur Druckentlastung kontinuierlich durchgeführt werden?
- Wie könnte ein Instrument zur Informationsweitergabe aussehen?

Beispiel für die Lernbegleiter - Individueller Bewegungsplan

1. Zielsetzung – Fr./ Hr._____	3. Individuell notwendiges Intervall für die Unterstützung beim Positionswechsel im Liegen
☐ macht regelmäßig selbständig kleine Positionswechsel des Körpers/der Extremitäten;	Ermittelt am:_____
☐ kann sich alleine/mit Unterstützung an den Bettrand setzen;	- am Tag
☐ geht mit Hilfe kurze Distanzen;	☐ alle _____ Min.
☐ geht tagsüber kurze Distanzen alleine (z. B. auf die Toilette);	☐ alle _____ Std.
☐ geht täglich 2–3mal pro Schicht alleine;	☐ stündlich
☐ kann alleine aufstehen;	☐ alle drei Stunden
☐ verändert seine Körperpositionen umfassend alleine;	☐ alle vier Stunden
☐ wird ausreichend von den Pflegefachkräften bewegt;	Handzeichen:
☐ _____	- bei Nacht
	☐ alle _____ Min.
	☐ alle _____ Std.
	☐ stündlich
	☐ alle drei Stunden
	☐ alle vier Stunden
	Handzeichen:
2. Regelmäßige notwendige Maßnahmen	**4. Bevorzugte Positionen**
☐ passive Mikrolagerungen;	
☐ Unterstützung beim Positionswechsel;	
☐ Freilagerung von konvexen Knochenvorsprüngen (z. B. Fersen);	
☐ Mobilisation auf den Stuhl	
☐ Sitzkissen	**5. Hilfsmittel zur Druckentlastung**
☐ regelmäßige Mikrobewegungen	☐ _____
☐ Mobilisation nicht länger als eine Stunde	☐ _____
Anleitung	
☐ zur Mobilisation	
☐ zu Makrobewegungen	
☐ zu Mikrobewegungen	**6. Sonstige Hilfsmittel**
☐ zur Bewegung trotz Infusionen/Blasenableitung	☐ Gehilfe_____
	☐ Rollstuhl

☐ Druckentlastung bei konvexen Knochenvorsprüngen	☐ Gehwagen
☐ Schmerzreduzierung, um Bewegungen zu ermöglichen mit	☐ Sturzprotektoren
	☐ _____

Dat.	Uhr-zeit	Mobilisation	Positionsunterstützung / Positionsveränderung	Hautbeurteilung (inkl. Fingertest)	Bemerkungen	Hdz.

Quelle: Eigene Zusammenstellung (vgl. Lubatsch 2004, 168)

Beispiel für die Lernbegleiter – Informationsblatt

Dekubitusprophylaxe geht alle an!
Wichtige Information zur Druckentlastung!

Frau / Herr_____ ist dekubitusgefährdet.
Wir bitten Sie dafür Sorge zu tragen, dass eine regelmäßige Druckentlastung während des Transportes/der Behandlung bei Ihnen erfolgt.
Bitte achten Sie insbesondere darauf,

☐ dass die Fersen frei gelagert sind;
☐ dass das Gesäß zwischenzeitlich von Druck entlastet wird;
☐
_____;

☐
_____;

☐ zur Unterstützung sollten nachfolgende Hilfsmittel eingesetzt werden:

_____

_____

_____

Weitere Hinweise:

_____

_____

_____:

Bei Fragen stehen wir Ihnen gerne zur Verfügung und danken Ihnen für die Zusammenarbeit. (vgl. Lubatsch 2004, 213).

Übersicht für die Lernbegleiter

„Abgrenzung Dekubitus ersten Grades zu anderen Hautphänomenen"
(Beispiele)

Persistierende Hautrötung
Persistierend (persistent): Bestehen bleibend, anhaltend. [lat.: persistere, verharren] (Springer-Pflege Lexikon 2002, 777) Eine persistierende Hautrötung kann sowohl einen Dekubitus Grad 1 als auch Vorstufe einer Hautirritation sein. Unterscheidungskriterium ist der auslösende Faktor.

Hautirritation
Einer Reizung der Haut durch mechanische, chemische oder enzymatische Einwirkungen. Kennzeichen: anhaltende Rötung, Verlust der obersten Epidermisschichten, Austritt seröser Flüssigkeit (vgl. Lubatsch 2004, 132).

Mazeration
Aufweichung der Haut durch längerfristigen Kontakt mit Feuchtigkeit. [lat.: macerare, einweichen] (Springer-Lexikon Pflege 2002, 628). Eine unbehandelte Hautirritation kann zu einer Hautmazeration mit Symptomen wie Blutung, starkem Nässen und Schmerzen führen. Eine Haut-

Candidose – Candida albicans Infektion
Infektion durch Sprosspilze (90 % Candida albicans). Hautmykose (endogene oder exogene Infektion), begünstigt durch ein feuchtwarmes Milieu (Hautfalten), hormonelle Verschiebungen, Stoffwechselerkrankungen. Symptome:
gerötete Haut, Bläschen und Papeln, die nach dem Platzen zu Erosionen mit hellem, weißlichen schuppigen Rand führen, diffuse Streuung mit Brennen, Jucken und Schmerzen (vgl. Peters-Gawlik 1998, 102 in Lubatsch 2004, 132).

Verbrennung
Grad 1: Schädigung der oberen Hautschicht (Epidermis) mit lokalen Schwellungen, Rötungen und Schmerzen, die einem Sonnenbrand ähneln; nach Abschuppung und Abheilung entstehen keine Narben;
Grad 2: Die Schädigung betrifft die Epidermis und die Lederhaut mit Blasenbildung und starken Schmerzen. Nach Abheilung

schädigung bis in tiefere Schichten (Dermis/Subcutis) ist möglich (vgl. Lubatsch 2004, 132).

Intertrigo (Wolf)

Wundsein; erythematöse Reizung von aneinander liegenden Hautbereichen, die durch Reibung, Feuchtigkeit und Wärme entsteht; z. B. in den Achselhöhlen, unter den Brüsten und zwischen den Oberschenkeln. Intertrigo tritt vor allem bei Säuglingen, adipösen Menschen und Diabetikern auf (Springer-Lexikon Pflege 2002, 490).

Erosion

Allmähliches Abtragen bzw. Zerstörung einer Oberfläche. Schleimhäute oder Epidermis können infolge von Entzündungen, Verletzungen oder anderer Ursachen erodieren [lat.: erodere, verbrauchen] (Springer-Lexikon Pflege 2002, 304).

können Narben zurückbleiben. Grad 3: Es kommt zur Zerstörung und Nekrose der Haut und der Hautanhangsgebilde. Sind Unterhaut, Muskeln, Sehnen und Knochen beteiligt, handelt es sich um eine Verbrennung Grad 4 (vgl. Springer-Lexikon Pflege 2002, 1045).

(Allergisches) Kontaktekzem (Kontaktdermatitis)

Hautausschlag durch den Kontakt mit einem Reizmittel (z. B. alkalisches Waschmittel, Säure) oder einem sensibilisierendem Antigen. Diese Antigene rufen immunologische Veränderungen in bestimmten Lymphozyten hervor. Der spätere Kontakt mit dem Allergen führt zur Freisetzung chemischer Reizstoffe und verursacht Entzündungen, Ödem und Bläschenbildung (vgl. Springer-Lexikon Pflege 2002, 553).

Hinweis

Die „Folien zum Lehrervortrag", die „Literaturanalyse der Pflegelehrbücher", die „Datenanalyse der qualitativen Forschung" sowie das „Anschreiben zur schriftlichen Befragung" und den „Fragebogen" finden Sie im Internet unter www.mutzumhandeln.de.